増崎英明
最相葉月

胎児のはなし

ミシマ社

人間社会には「見てはならぬもの」があろう。
母胎の世界はその最も厳粛なものの一つである。
そこに展開される光景がどんなものであろうとも、
やはりそれは、永遠の神秘のかなたに
そっとしまっておくというのが、洋の東西を
超えた人情の常ではなかろうか……。

——三木成夫『胎児の世界』(中公新書、一九八三)

はじめに

一九八三年に刊行された、『胎児の世界』（中公新書）をご存じでしょうか。子宮という「見てはならぬもの」の扉を開けて、胎児の変身に生命進化の記憶をたどった、解剖学者・三木成夫《しげお》（一九二五－八七）のロングセラーです。私はこれを二十代の頃に読んで、深い感銘を受けました。生命の太古の記憶から書き起こされた詩的な内容なのですが、人間の胎児の標本を入手してその相貌《そうぼう》に迫っていく過程は、ミステリーの謎解きに伴走しているようで、心臓をばくばくさせながら読んだことを覚えています。

あれから、三十五年あまりの月日が過ぎました。この間、超音波断層法や遺伝子解析をはじめとするさまざまな診断・検査技術の進歩によって、私たちはより鮮明に、胎児を「生きたまま見る」ことができるようになりました。これらは胎児の異常を発見し、生命の選別を行う出生前診断の技術として社会的には認識されていますが、実は一方で、胎児を生かす「胎児医療」の進歩につながっていることはほとんど知られていません。自然分娩《ぶんべん》では生きられないことが確実であった胎児が、母体とつながったまま手術を受け、この世で生きられるようになったのは、この三十五年間の産婦人科医療最大の進歩でしょう。

「見る」技術はまた、私たちの生物学的な好奇心をよりいっそうかき立てます。子宮という「密室」で、胎児は笑ったり、泣いたり、しかめっ面をしたりと、さまざまな表情をしています。水中なのに空気を吸っているように口を動かし、何も見えないはずなのに、目を開けて何かを見ようとしています。いずれも理由はよくわかっていませんが、表情は進化の過程で獲得したもので、文化的要因にかかわらず人類共通であるとするチャールズ・ダーウィン（一八〇九－八二）の説（『人及び動物の表情について』一八七二）を裏付けるようです。

遺伝子解析技術の進歩は、母子間のみならず、父子、父母間のつながりも明らかにしました。たとえば、驚いたことに、父親のＤＮＡが胎児を介して母親に入っていることが最近になってわかりました。現代社会は、遺伝的なつながりによらない多様な家族のあり方が容認されつつあるというのに、科学技術が示すのは、消し去ることのできない血の絆《きずな》であったりするのです。とはいえ、人間は遺伝子のみで決まるものではないことを明らかにしているのもまた、サイエンスです。

このように、この三十五年間で胎児の姿かたちはよく見えるようになったものの、見れば見るほど謎は深まっていったように思えます。そこで本書では、一九七七年に産婦人科医になってから約四十年間、胎児医療の激動期を第一線で歩んでこられた産婦人科医、増《ます》崎《ざき》英明・長崎大学病院長を教師に迎えて、「胎児――この未知なるもの」をテーマに、胎児についてこれまでにわかったこととわからないことを整理し、そこから明らかになった新たな「胎児の世界」を見つめ、生命の神秘と進化の謎に迫りたいと思います。

私はかつて、クローン羊ドリーの誕生を機にしばらく生命科学の現場を取材してきましたので、生殖補助医療技術の進歩についても無関心ではいられませんでした。ある会合でご一緒したとき、増崎先生の講演を拝聴して感銘を受け、お声がけしたのが本書の始まりです。「見てはならぬもの」の扉を開けたのが三木成夫先生だとすれば、見てしまったところから始まった胎児の世界を切り拓いてこられたのが、増崎英明先生です。私には子どもがいませんので、妊娠出産についてはまったくの素人です。基本的で恥ずかしい質問もたくさんしてしまうと思いますが、ぜひ最後までおつきあいください。

「楽しくてためになる、〝役に立たない〟本にしましょう！」が、私たちの出発点です。

二〇一八年十二月　生徒・最相葉月

目次

第七章 妊娠・出産の世界――長年の研究と経験でわかったこと

第一章

みんな胎児が見たかった胎児研究の歴史

アダム派とイヴ派がいた

——二〇一八年九月に、日本の探査機「はやぶさ2」が小惑星リュウグウに到着したという報道がありましたね。

先生　うん、そうですね。

——実は初代「はやぶさ」のときに、小惑星イトカワの地表の試料を採取するサンプラーホーンという腕の部分をつくったＪＡＸＡの矢野創《はじめ》さんという科学者を取材したことがあるんです。

先生　ほう。

——印象的だったのは、矢野さんは小さい頃から天文学が大好きでその道に進んだけれど、現代の天文学は空を見るんじゃなくて、コンピュータの画面ばかり見てるんだというお話でした。もっと宇宙に近づきたいということで惑星科学に専攻を変えて、ＮＡＳＡに行かれたあと、はやぶさのプロジェクトが日本で始まると聞いて帰国されるんですが、宇宙研究は予算をもらうのにも大変だと。

先生　理解してもらうのがむずかしい。

――ええ、そうです。しかし、見ることに意義がある、そこから始まる新しい科学の世界があるとおっしゃっていて非常に感銘を受けたんです。アポロ計画でニール・アームストロングが初めて月面に立ったことで、それまでの「かぐや姫」の世界、うさぎが住んでいるように思っていた月の世界が、実はゴツゴツとしたとても生物が生きられそうにない世界だとわかった。イトカワやリュウグウは、ある程度予想していたとはいえ、かたちも地表もいびつで、おもしろいんだけどちょっとがっかりもしたりして、見ることで現実に引き戻されてわれに返るようなところがあります。でもそこから始まる世界があるのではないかと思うのです。

先生　うん、その通りです。

――胎児でいえば、どうやって赤ちゃんはできるのか、過去にさまざまなイマジネーションがさく裂していますよね。胎児が見えなかった時代の人々がどういうイメージをもっていたか、超音波で見られるようになる前の人たちがどのようにお腹の中を見ようとしていたか、実に多様な絵画やスケッチが残っています。

先生　みんないろいろ想像してるんですね。なぜ想像するんだろうと思いますよね。見えないからするんだろうけどね、ははは。人間はどうやってできてくるのか、古代ギリシャから議論はあるんですよ。アリストテレスの一派は、女性の月経血と男性の精液が混ざってできたかたまりが発育して赤ちゃんになるといってます。精子が月経血を食べて育って、強い精子が男になり、弱い精子は女になる。種は男で、畑は女の人だと。だからその両方に似るんだって。精子が月経血を食べ尽くすから、妊娠すると無月経になるんだと。

――精子は肉眼では見えないですが、精液に人間の元になる何かがあることは当時から予測されていたんですね。

先生　そうですね。おもしろいのが、十五世紀末にスイスで生まれた錬金術師のパラケルススが想像した「ホムンクルス」ですね。精液から人ができると想像したんです。

――ホムンクルスは小さい成体とでもいうのでしょうか、頭でっかちで不気味です。今でこそSFの世界のような話に思えますが、見えなかった頃は真剣そのものですね。

先生　子どもは女性だけからつくられるという説がずいぶん長くいわれてきたんです。それには理由があって、梅の葉っぱなんかによくつく、アリマキっていう小さい虫がいます。そいわゆるアブラムシのことで、あれはメスだけで子どもを産むんです。アリと共生するのでみんな知ってたんだけど、これがメスだけで増えていく。フランスの生物学者が見つけて、パルテノジェネシスって呼んだんです。日本語では、雌性《しせい》発生あるいは処女発生。だから、人間もそうじゃないかって長い間いっていた。そこへ、アダム派が登場したんです。

――なるほど、イヴ派とアダム派がいたんですね。

先生　そうそう。十七世紀のオランダに、レーウェンフックっていう織物商がいたんですが、彼は布地の判定のためにガラスを磨いて自前のビーズ玉のようなレンズをつくっていたんですね。ガラス玉が小さければ小さいほど焦点距離は短くなるんですが、そのガラス玉を使って、そこらの水をろうそくの光の下でのぞいてたんです。そうすると水の中に、細菌とか原生生物とか生きてるものがいるわけです。そしてあるとき、精液を見てみた。誰のを見たのかは書いてないんですがね。そうしたら、中でごちょごちょ精子が動いてるわけですよ。それがなんだとはいわなかったんだけど、ハルトゼーカーって人がそれを見て、精子の頭のところに人が入ってる絵を描いたんです（図1）。それで、ああそうか、精子の中に小さい人がいてそれがお母さんのお腹の中に入っておっきくなるんだって。あー、そうだったのかーって当時の人たちは思ったんですね。でも、そうすると子どもはみんなお父さんに似ちゃうよねえ。お母さんに似た子がいるときにどう説明したんだろうって、ぼくは思ったんですね。

——ははははー。

先生　おそらく精子をのぞいた人には、見えないものが見えたんでしょうね。頭の中で想像していた生き物が精子の中に見えて、それをアダム派って呼んだんです。おもしろいですよね。子どもが男からできるのか、女からできるのか、百年くらいずーっと論争してたんです。

——おもしろいですね。顕微鏡は十六世紀末には発明されていますから、動物の卵はすでに観察していたんですよね。

先生　一六〇〇年にニワトリの卵の発生を研究したファブリキウスっていう人がいて、発生学の父と呼ばれています。

——発生学が進んだ十八世紀以降、材料が次第にかたちになるという「後成説」が登場しますね。アダム派とイヴ派はどちらも小さい人が大きくなると考える「前成説」ですね。

先生　そう。男が最初であれ女が最初であれ、ホムンクルスという小さい人がいて、それが精子にいると考えたのがアダム派で、卵子の中にいるっていったのがイヴ派だったんですね。でも、どっちも間違いだった。百年間も論争やったのに……。

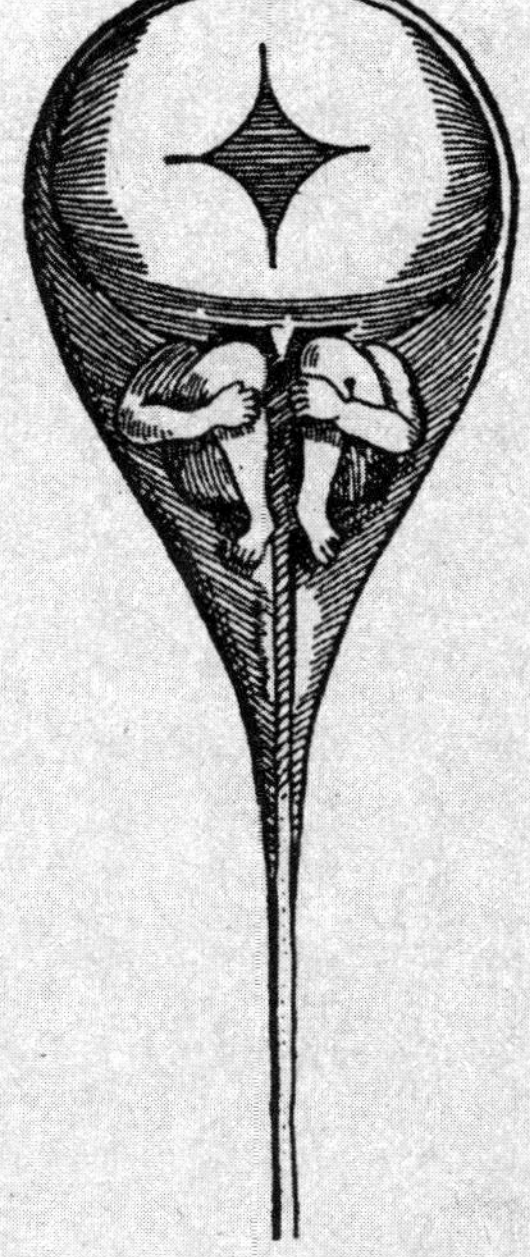

図1　ハルトゼーカーの描いた精子(1694年)

――ということは、精子は顕微鏡で見てわかるとしても、卵子があるというのも古くからわかっていたということですか。

先生 グラーフっていう解剖学者が見つけたんです。実際に彼が見つけたのは卵子じゃなくて卵胞だったんですけどね。グラーフはレーウェンフックと同じ時代の人で、レーウェンフックはグラーフに頼んで英国王立協会に観察結果をせっせと送ることができたんですよ。彼らはきっと仲良しだったと思うんです(註1)。

――彼らは卵子ではなく、卵胞を見ていたんですね。

先生 そう。大きくなってもうすぐ排卵する卵胞を「グラーフ卵胞」っていうんです。

――グラーフは顕微鏡で見たんでしょうか?

先生 いや、卵胞は1~2センチぐらいあってけっこう大きいんです。だから卵子そのものじゃなかったってことがあとでわかった。死んだ女性のお腹を開けると卵巣の表面に卵胞がついてるんです。本当はその中にある、0・1ミリぐらいのものが卵子です。卵子が発見されたのはうんとあとです。

――女性にも人間の元となるものがあるようだっていうことは、グラーフの時代にわかったということですね。

先生　そうです。じゃあ、どうして男や女になるのか。ローマ帝国時代のガレノスは、右卵巣から男児、左卵巣からは女児になるみたいな考え方をしているんです。あとでわかった事実としては、元は全部女性型だけど、そこに男性ホルモンがかかることによって女性型が男性型に変わるんですよね。不思議なことですね。

――アダム派もイヴ派も前成説だから結果的に間違いだったけど、元が女性ということではイヴ派の勝利といっていいですね。

先生　人間は、女性が原型なんです。ご存じだと思いますが、人間には二十二対の常染色体と一対の性染色体があって、女性の性染色体がXX、男性がXYですね。Xの大きさが手の小指とすると、Yって小指の爪ぐらいしかない。おまけなんですね（図2）。Xの中にはものすごい数の遺伝子が入ってるんですが、女の人はそれを二つもってる。なぜ二つあるかというと、片方が壊れてもいいようになんですね。どこかが壊れたら反対側が働く。ところが女の人はXを二つもってるのに男には一つしかない。だから男は早く死んじゃう。

――え、そうなんですか？

註1　レーウェンフックは有名な画家のフェルメールと同じくデルフトに住んでいた。おまけに二人とも一六三二年十月、同年同月に生まれている。

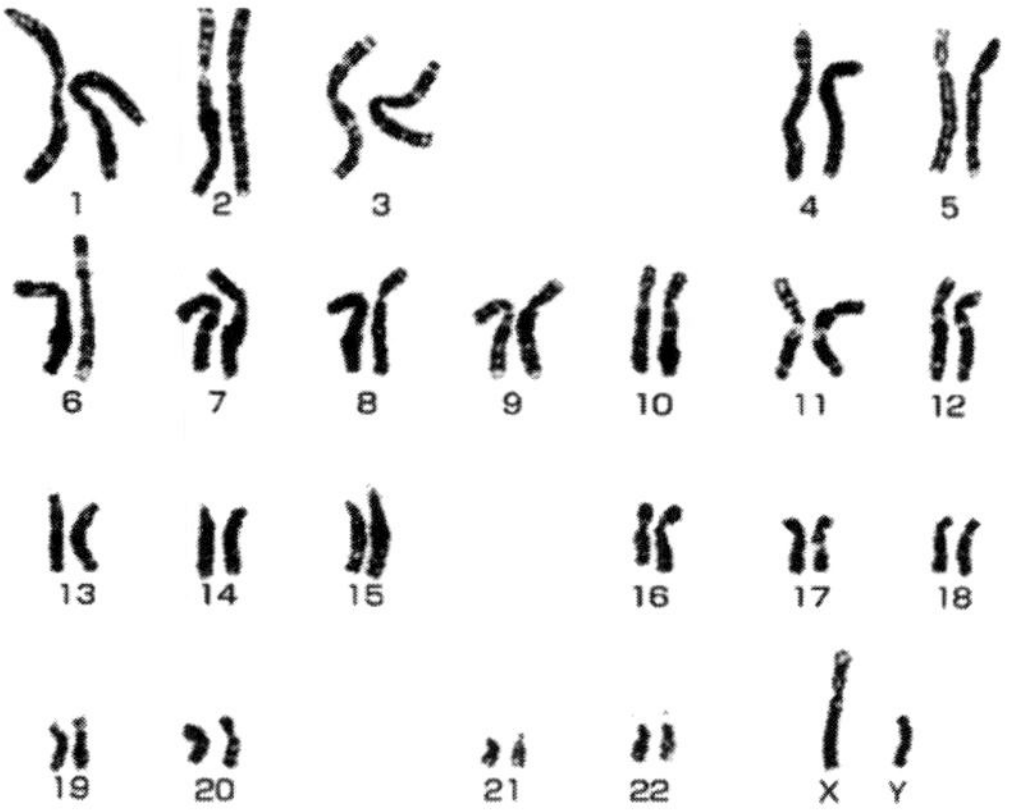

図２　ヒトの染色体（日本家族計画協会「やさしい遺伝のはなし」より）

先生　非常にわかりやすいでしょ。男のＸには、どこか壊れたときに反対側に修理するものがないでしょ。じゃあ、Ｙって何をしてるかっていうと、女を男にする役目しかないですよ。妊娠の六、七週頃にＹ染色体にある遺伝子が働くと、男性ホルモンが出て、女性型を男性型に変えるんです。Ｘをもってない人間っていないんです。Ｘの中に「生きますよ」「生きてますよ」っていう遺伝子がある。女の人はそれを二つもってる。おそらく片方のＸがいつの時代か何かおかしくなってＹに変わっちゃったんですよ、それが男。

――ああ……。

先生　小さい頃の胎児ってみんな女の人の

性器のかたちをしてるんですよ。

――性別はいつ頃から目で見てわかるようになるんでしょうか。

先生 生殖器になる性器結節っていうのがあるんですが、超音波では、これが十週で胎児の座高が3センチぐらいになったときに少し違いが見えてくるんです。女の人の性器は下を向いていて、男はチョンと真正面を向いてる。大きさは変わらないんだけど向きが違う。それだけしか違わないんです。

――妊娠十週ぐらいでわかるんですね。

先生 そう。超音波でわかるんです。夏山英一先生っていう京都の開業医の先生が一九八〇年頃に見つけたんですよ。すごい先生です。

子宮の中の生きている胎児を初めて見たのは日本人

――超音波が開発されるまではどのように胎児を見ていたんでしょうか。

先生　それまで見ていたのは、流産したり、早産したりした死んだ子なんですね。子宮からポロリと出てきた子を一生懸命見てた。中には生きてる子もいたんです。生きてる子は動いたから、それを観察した。一九三〇年代にはそれを使った研究もあって、ピッツバーグ大学のフッカーとハンフリーの「ピッツバーグ・スタディ」といいます。

――どんな研究ですか？

先生　人の動きは末端から起こるのか、それとも中枢から起こるのか、という論争があって、それを証明したかったんじゃないかと思うんです。自然に放っておくとどこから動き出すか、首がひょこっと横向くのが最初らしいんですが。

――それは生まれてきた赤ちゃんが最初にどう動くかを観察してるんですか？

先生　いや、流産した胎児を生理食塩水に入れて、動きをずっと見てたんですね。

――え……。

先生　馬の尻尾の毛でぴっと刺激して、どこが最初に動くか。手をさわったり頭をさわったり目や口の近くをさわったりしてね。彼らは映画も撮ってますよ。なんのためにやったのか今考えるとよくわかんないですね。ただこれがきっかけで、未熟児や新生児の反射運動に関心が集まって、研究者が育っていくんです。

――世界で初めて胎児を生きたまま観察したのは日本人だったんですよね？

先生　横須賀で開業していた毛利隆彰先生と毛利智恵先生です。もう亡くなられましたが、すごく会ってみたい先生でした。ぼくが毛利先生の仕事を知ったのは、内視鏡に興味があって読んでいた本に書いてあったからなんです。内視鏡で子宮の中をのぞいた人がいて、それが日本人だと書いてある。調べたら奥さんの毛利智恵先生の論文が出てきたんです。

――ご出身の日本医大のデータベースを探していたら、一九五八年に書かれた智恵先生の博士論文がありました。タイトルは、「Hysteroscopy に依る早期妊娠人胎児の子宮内自動運動の観察並びに16㎜、8㎜、cine kodak による映画撮影に就いて」とありますね。

先生　ヒステロスコピーっていうのは、子宮鏡検査ですね。

――日本産科婦人科内視鏡学会が、毛利隆彰先生が亡くなったあとに内視鏡研究を顕彰したことがあったようで、智恵先生が書いた「感謝状を頂いて」というエッセイを見つけたんです。それによると、隆彰先生は戦前から内視鏡をつくりたいと思っていたところで軍医として中国に派遣されたので中断してしまって、終戦後まもなく再開するけど、無名の開業医では有名光学器械メーカーは相手にしてくれない。都内を走り回ってようやく小さな製作所を見つけて、一九五四年に毛利式のヒステロスコピーを開発したんだそうです。

先生　すごいですねえ。ぼく、まだ二歳ですよ。そんな昔に子宮鏡をやってる人がいたってこと自体にびっくりしますね。

——一九五三年に世界で初めて動画を撮影したことについても書かれているんですが、当時はまだ日本でカラーフィルムが製造されていませんから、米軍の接収を解除されたばかりの銀座の松屋に走って、Ansco社の一本二十万円のフィルムを買い足し買い足ししながら撮影したんだそうです。英語の論文を発表したのが一九五四年で、翌年の日本医学会総会でカラー映画を上映したところ、国内外で大反響を巻き起こしたと。ドイツやアメリカ、ブラジル……もう、世界中で上映されていますね。

先生　映画は「早期妊娠人胎児の母体子宮内運動の観察記録」っていう題なんですよ。一九六〇年の英国王立科学協会三百年祭で上映されて、ＢＢＣでも放送されたんですよね。ずいぶん前に学会だったか、テレビだったか、どこかで見ましたね、画面は非常に粗い、昔の8ミリ映画みたいな感じでした。

——論文には、妊婦に全身麻酔をかけて子宮をのぞいたとありますね。中絶が決まっている妊娠十一週から二十四週の女性で、十九歳から三十四歳の十五名とあります。事前に十分な説明は行われていないでしょうね。

先生　当時はまだあまり倫理のことがいわれてないし、インフォームド・コンセントもない時代だからね、今やったら大ごとでしょう。だけどこれはすごい仕事なんですよ。子宮の中の生きてる赤ちゃんを見て記録したということは。

――宗教観が厳しい国だとむずかしそうですが、日本人にできたのはそのあたりが関係しているんでしょうか。

先生　いや、イギリス人がＢＢＣで流しているわけですからね、世界的にも当時は倫理問題にはなってないと思います。だって、よその国はもっとひどいことしてますもん。そもそも胎児の発生や妊娠の経過がわかったのはなぜかご存じですか？　精子と卵子が受精して、受精卵が子宮に着床して、胎児になって、出産するまでの経過です。なぜぼくたちはそれを知ってるのか。

――あ、いえ。もうあたりまえのように思っておりました。たしかに、なぜそれがわかったのか経緯はまったく知りません。

先生　あれはひどい話なんです。私の前の前の教授から聞いたことですが、子宮をとることが決まっている黒人に性交させて、一定時間経過するごとに子宮や卵管を切って調べた。人体実験ですよ。

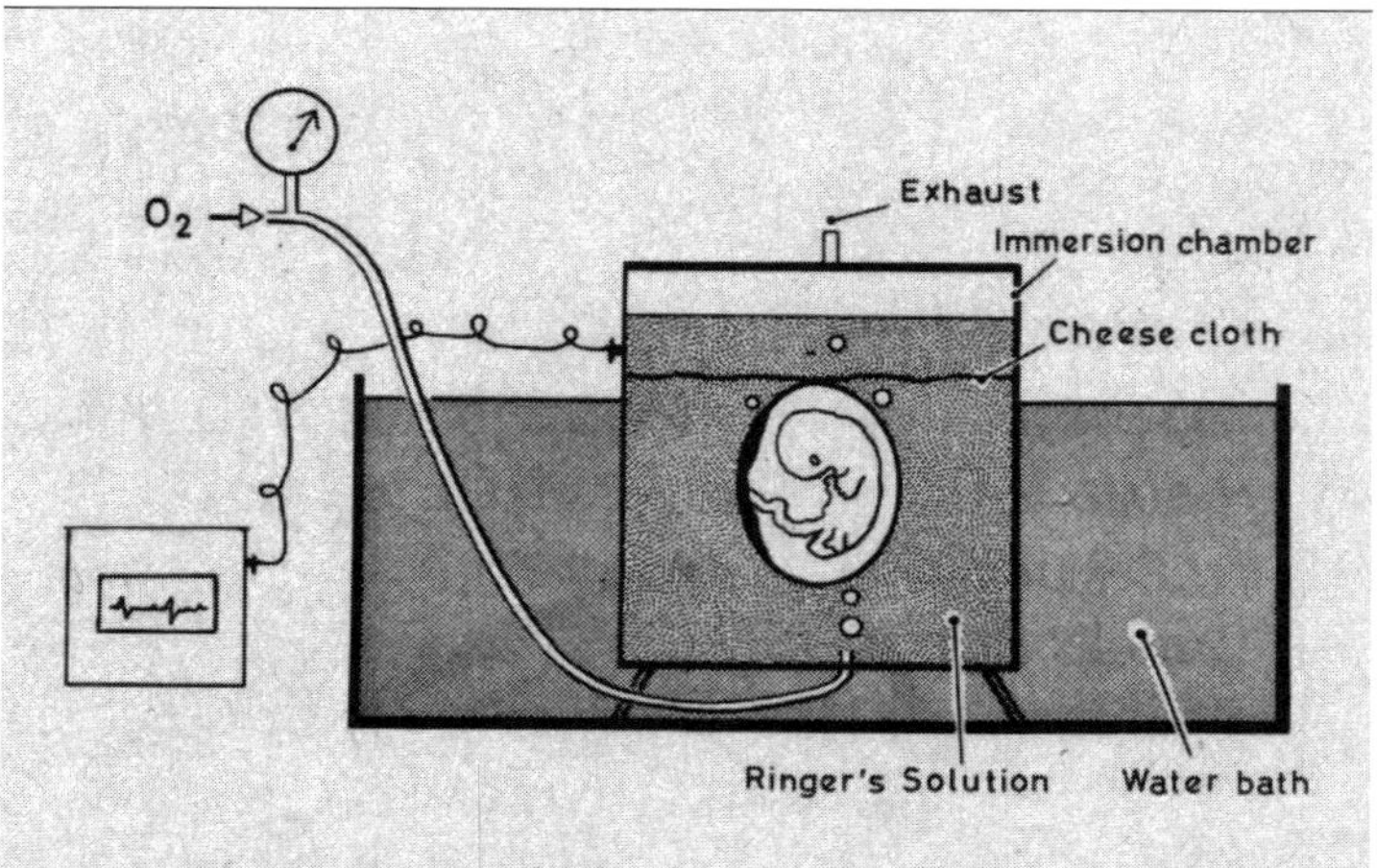

図3　中絶した胎児の観察研究（『Care of the Fetus』1979 より）

――そうだったんですか……。

先生　胎児を人工胎盤で育てたいと思って、生理食塩水の中に中絶した胎児を入れてどこまで生きていられるか観察した研究もあります。グッドリンっていう人ですが、人は皮膚呼吸もしてるから、水の中の酸素濃度を高めてやったらけっこう生きるんじゃないかって考えたんですね。『Care of the Fetus』（図3）という本に実験をやってるときの話があって、妊娠中絶に反対するプロライフ（Pro-Life）の指摘で研究はやめざるをえなかったと。今はとてもじゃない。できませんよ。でも、解剖学も、発生学も、科学はそういうところから進んでるんですよね。

――感染症や臓器移植、がん研究もそう

ですよね。知らないうちに実験台になった人もいれば、自ら被験者となった人たちもたくさんいる。そういう人たちの犠牲を棚上げして医学の進歩を語ることはできませんね。

先生　そう。ぼく、これは強くいいたいところなんですけど、「はやぶさ」は、わかんないことをやろうとしてるからすごいわけですよ。今の科学の大部分は答えのわかっていることをやってるだけです。

――そうですね。毛利先生の研究でも未知の領域に歩き出そうとする二人の高い志を感じます。さきほどの智恵先生のエッセイですが、子宮の中をのぞいたときの感想もあるんです。「そこはバラ色に輝き、血管は地図のようにあざやかで、胎児のいる羊水はコバルト色、胎児はピンク色をして動いていました。それをみたとき、生命の尊厳さに体中がふるえる思いがしました」と……。この世に生まれることのなかった胎児が、最後に放った光を忘れないでいたいと思います。

第二章

超音波に一目惚れ
増﨑英明、
産婦人科医になる

魚群探知機が超音波診断に？

――子宮の中を見たい、生きたままの胎児を見たいという人間の欲望がいかにすさまじいものだったかということを第一章で見てきたわけですが、ここからはいよいよ増崎先生のご専門でもある超音波診断の話をうかがいたいと思います。

先生　これはね、きっかけはタイタニックなんですよ。

――映画にもなった、豪華客船タイタニック号ですか。

先生　そうです。一九一二年ですね。不沈船といわれたタイタニック号が氷山にぶつかって沈んじゃった。映画を見ればわかりますけど、当時はまだ、船の高いところに登って夜通し氷山を見るような監視システムだったんです。氷山って海の上に全体の一部しか出ていないからぶつかったときはもう遅かった。この世界最大の海難事故がきっかけになって、海中に超音波を放射して氷山とか障害物を見つける研究が始まったんです。

――そもそも安全航海のための技術としてスタートしたんですね。

先生　そうです。ただ、事故の二年後に第一次世界大戦が始まって、実際には潜水艦の探知機として開発されるようになるんです。それをやったのがキュリー夫人の夫のピエールや弟子のランジュバンです。

――ランジュバンって、ピエールが交通事故で亡くなったあとにキュリー夫人の愛人といわれた人ですよね。

先生　そうです、スキャンダルになった人ですね。それが原因でキュリー夫人は二つ目のノーベル賞をあやうくとれなくなるところだったんです。まあ、それはともかくとして、彼らはセーヌ川で実験をやったそうです。音波は水の中で拡散してしまうんですが、周波数をどんどん上げていくと直進するようになる。高い周波数の音はなかなか出せなかったんですが、水晶に圧力を加えると電圧を生じる、逆に、電圧をかけると圧力が生じるという原理が発見されたんです。つまり電気を上手に流すと非常に速いスピードで水晶板が振動するので、ランジュバンはそれを使って周波数を上げて超音波を発生させることに成功したんです。

――その技術が潜水艦のソナーにつながったわけですね。戦争は科学技術を進歩させます。

先生　第一次世界大戦の頃はまだあまり上等じゃなかったけど、第二次世界大戦のときはほとんど完成していました。戦後間もない一九四八年には、日本の企業が魚群探知機や鯨探機を製品化してるんですよ。

――日本がですか。

先生 うん、そこらへんはすごいですよ。サル真似、サル真似って揶揄《やゆ》されるけど、日本人の応用力はすばらしいですよね。

――今はもう浮き袋のかたちで魚の種類までわかるそうですね。

先生 胎児がそのままわかるから、魚のかたちがわかって当然ですよね。

――その技術を胎児に使うようになったのには、どういう経緯があったんでしょうか。

先生 それが不思議なんですが、人間に初めて使ったのはアメリカ人の脳外科医なんです。どういう超音波を使ったかというと、これが日本の魚群探知機だった。

――えーっ!

先生 日本の魚群探知機を持って帰ったんですよ。たしか2メガヘルツぐらいの非常に優秀な器械です。今、胎児に使っているのは、5メガとか10メガとかものすごく高い周波数で、骨を通さない。2メガぐらいだと骨を通過するので、魚群探知機を人のこめかみからあてて、透過してきた超音波を反対側で受信して診断したんですね。透過法っていいますけど。

――脳腫瘍《のうしゅよう》とか脳内出血を診断しようとしたのでしょうか。

先生　そうですね。今は反射法といって遠くまで飛んでいって戻ってくるのを見るんです。超音波が入って、右脳と左脳を分ける大脳鎌《だいのうかま》ってところがあるんですけど、そこを通って一つ波形が出て、頭から出るときにまたもう一つ波形が出る。頭の入れたところと、真ん中と、出るところと、三つ波形が出てくる。右半球と左半球の大きさは一緒だから、真ん中から左右の距離はおおよそ同じなんですね。ところが脳腫瘍があるとそちら側が広くなる。そうして何かがあるとわかるんです。

――とても原始的な方法なんですね。

先生　ものすごく原始的です。Aモード法といいます。一本線が出てくるだけなんですよ。ぼくが最初に見たのはそれです。Aっていうのは、アンプリチュードの略、振幅という意味です。次に出たのがBモード法っていって、これはブライトネスの略なんですが、明るさの違いで表現する。つまり平面が見られるようになった。これが胎児に応用されるようになったのが一九六〇年代のイギリスで、イアン・ドナルドという人。「産婦人科における超音波の父」と呼ばれています。

——ついに子宮という「密室」に超音波のメスが入ったんですね。

先生　そうです。ただ、たんに、まあるいかたちが見えるだけなんですよ、お母さんのお腹の中に。それが赤ちゃんの頭なんですが、ぼくはそれを見たときに、はまったんですね。なんだ、これはーって。だってそれまで胎児は絶対見えないものだったわけですから。

——いつ頃でしょうか。

先生　ぼくが産婦人科に入局した年ですから、一九七七年ですね。長崎大学病院の十一階でした。当時、長崎大学病院に超音波診断の装置って一台しかなかったんです、しかも外科にしかなかった。医学書を読んだら、これで胎児が見えるって書いてあるから、どうしても見てみたくて、妊婦さんにちょっと見せてくださいってお願いして連れていってね。

——いきなりですか！

先生　そう。今は明るいところでも見えるんですけど、当時はブラウン管なので真っ暗にしないと見えない。真っ暗な部屋でね、プローブっていう超音波が出る探触子で、油を塗ったお母さんのお腹をすーっとなぞると、レーダーと一緒で、シャーって光が出てきて消える。そこに、ぼおっとまあるいのが出てくる。

——それは胎児をどういう角度から見てるんですか？

先生　断面です。超音波はすべて断面が出てくるんです。赤ちゃんの頭がどう切れてるかまではわからないけど、まあるいのが出てくるんです。ぽおっと、ははは。

――断面ということは、ちょうど縦に切れて見えるんでしょうか。

先生　縦か横かもわからない。今だったら、逆子《さかご》だったり頭が下だったりいろいろ見えますし、たとえば赤ちゃんの頭の大きさを測るのに、メルクマールになる場所があって、それを測ったりするんですけど、当時はそんなものまったくわからないですよ。たんに真っ黒けの中にわっぱが見えただけ。それでも非常に感動したわけです。

――あーっ、いる！　って？

先生　そう、これは胎児だろーって！

――臓器も見えたんですか？

先生　いや、骨だけですね。頭の外側だけ。頭の内部が見えるほどの解像力はないんです。骨は非常に超音波を反射するので強く表現されますね。中身はなんにも見えない。背骨かなんかあるみたい、ぐらいしかわからなかったですね、最初は。

――それがBモード法ですね。

先生　そうですね。一九八〇年代の半ば頃から、グレー・スケールといって、白黒だけではなくて灰色が出せるようになって、軟部組織が映し出せるようになった。そうして、顔が見えるようになったんです。この写真を見てください（図4）。

——おおーっ、これは顔ですか？

先生 顔です。横顔です。

——笑ってますね。

先生 そうです。笑ってるかどうかはわからないけど、口を開けてるんですね。

——あははは。

先生 目がわかるでしょ。

——へぇ、なんかかわいいですねー。

先生 表情がわかるようになったのは、二〇〇〇年頃に3Dの器械が出て立体表示できるようになってからですね。二次元では決して表情はわからないんです。表情が見えるようになったのは、ものすごい進歩でした。今は胎児が立体のまま動いているのが見えますよ。

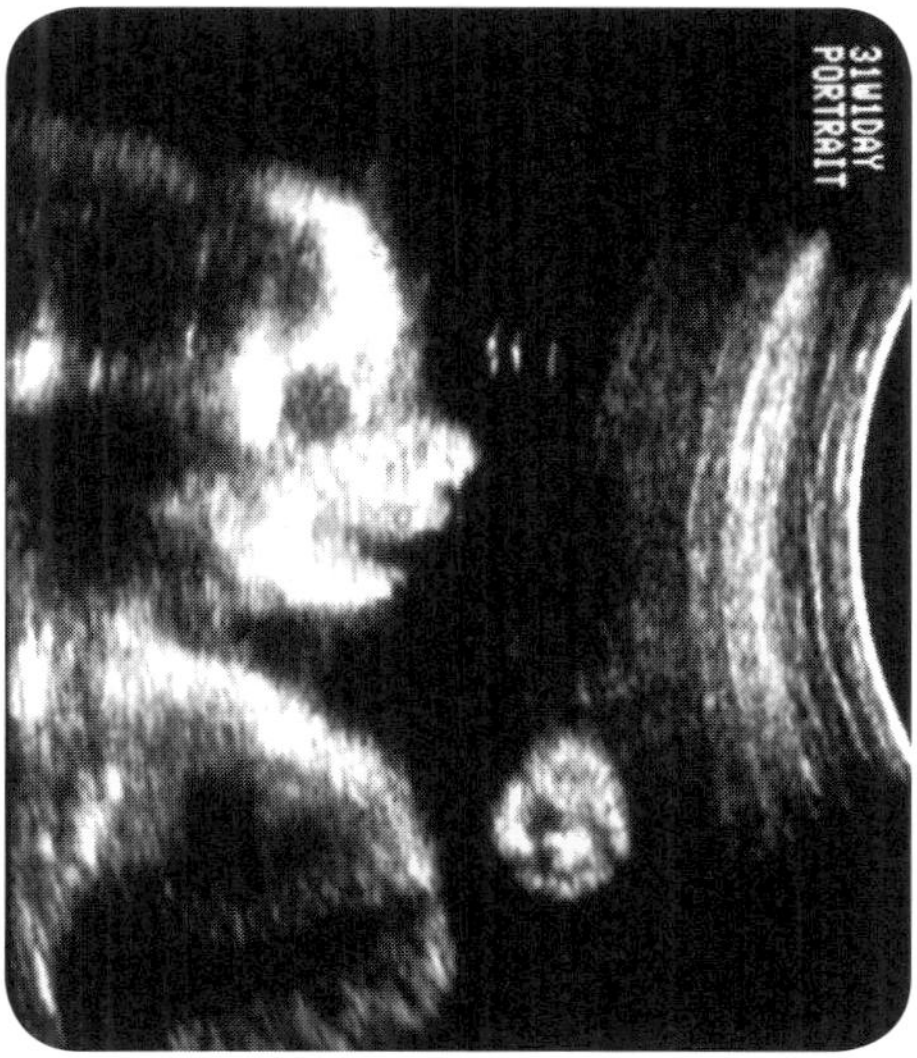

図４　グレー・スケールで表示した「胎児の横顔」（著者提供）

十人きょうだいの十番目

――増﨑先生が一九七七年に産婦人科に入局されてから現在までの約四十年には、産婦人科医療も大きく変化しました。その一つが診断技術で、増﨑先生は超音波診断のあけぼのをリアルタイムで経験された最後の世代ですね。先生の半生はそのまま産婦人科医療の進歩とリンクすると思いますので、先生のプロフィールをうかがってよろしいですか。

先生　ええ、もちろんです。

――生まれは、一九五二年ですね。

先生　昭和二十七年九月五日です。佐賀県伊万里市で生まれました。俳優の草刈正雄さんと同年同月同日の生まれです。見かけはだいぶ違ってますけど、ははは。

――ははは。ご自宅で生まれたんですか？

先生　ははは、もちろん。

――助産師さんがいたんでしょうか？

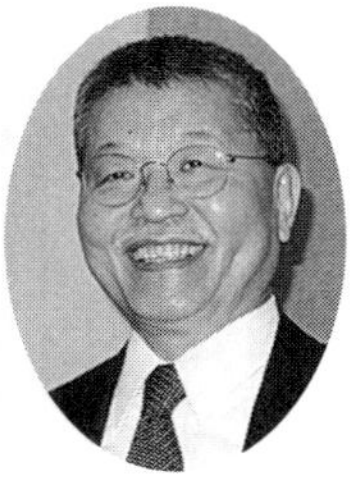

先生　そこまではわかんないけど、おそらくそうでしょうね、医者が来たかもしれないけど。ぼくはね、十人きょうだいの十番目なんです。

――えーっ、それはすごいですね。

先生　順番にいうと、一番上が男で、次が女、男、女、男、男、次の一人は生まれてすぐ死んじゃった。で、男、女、男、ですね。

――一番上のお兄さんとは三十歳ぐらい離れてるんですね。

先生　うん。ぼくのおやじ、十九世紀の生まれですよ。

――お父さん、何年の生まれですか？

先生　明治二十九年、一八九六年だったかなあ。よくわかんない。興味なかったっていうか、ただ早く死んでほしくなかった。ぼくが成人するまで生きてくれって思ってた。九十歳まで生きてくれましたよ。ぼくが三十代でしたから。

――長生きされましたね。お母さんは？

先生　母親は大正二年生まれです。おやじは、かみさんが二人いるんです。ぼくのおふくろと兄貴たちのおふくろは違う。そうじゃないとそんなにいっぱい産んでたら、母親は下の子を五十歳ぐらいで産んだことになる。

――ははは、そうですね。えーっと、どなたから増﨑先生の実のお母さんが産んだきょうだいですか？

先生 おふくろが一緒なのは、下の三人です。その上に一人いたけど死んじゃったらしい。おやじの最初の奥さんは肺炎で死んじゃったそうです。美人だったみたいでね、上のほうはみんな美男美女なんですよ。ぼくのおふくろのところはね、あんまり、ははは。

――増﨑先生は、お母さんが三十歳ぐらいのときのお子さんですか？

先生 おそらく三十五歳は過ぎてたと思いますね（実際は三十九歳）。おやじが五十五歳のときですよ。

――昔は亡くなる子どもが多かったですね。先生のお母さんが最初に出産したお子さんはご病気だったのですか？

先生 よくわからないですね。おふくろはあんまり説明しなかった。でもお墓によくわからない名前が書いてあるからそういう人がいたんでしょう。そのときにおふくろがかかった産婦人科の医者を知ってますけど、決してよくはいわなかったですね。そういうもんですよ。昔の言葉で、一人目は道つくり、っていうんです。死んでもしょうがないっていう気持ちが込められてるんですよ。二人目は道ができたからちゃんと通れる、すごい言葉ですよね。

――ひどい言葉ですね。

先生 今なら大ごとでしょうね。でも、「七つまでは神のうち」ともいいますね。江戸時代は生まれた子の半分しか大人になってないですもんね。おそらく亡くなることが多かったからそういってたんでしょうね、なぐさめの言葉として。

――幼稚園小学校中学校まではずっと伊万里ですか?

先生 幼稚園は二週間も行かなかったですね。家にひきこもりしてました。とにかく甘やかされてましたから。ぼくの家は海産物を扱うけっこう大きな商家で、幼稚園行くときに番頭さんがついてくるんです。ぼくのことを、ひでぼんって呼ぶ。ぼくは彼をばらちゃんって呼んでました。ほんとは柴原さんっていう名前。ぼくは病気でけっこう寝てたんです。次から次に熱出して、弱かったですね。家で漫画をよく読んでましたよ。「少年クラブ」「少年画報」とかね。付録を組み立てるのが一番好きだった。工作が好きで、小学生になるとプラモデルにはまりました。

――手先は器用だったんですね。今につながる趣味ってありましたか?

先生 全然ないです。ぼくは、血を見るのが大嫌いだった。昆虫は赤い血を出さないから、昆虫採集は好きでしたけどね。一つ、おやじの話していいですか。

――はい、もちろんです。

先生 おやじはね、商売で忙しかったからあまり家にいなかったけど、すごくやさしかったんです。五十五でできた子だから、小学校行く前まではよく外に連れてってくれた。竹馬もつくってくれたね。自分で乗って見せるの。こうやるぞっーて。ああいうのはぼくにはできないなあ。あとね、金魚すくいに行ってクサガメとかイシガメをもらってきて飼ってたんだけど、すぐ死ぬんですよ、冬眠できなくて。それが悲しかったかどうかはよく覚えてないんだけど、おやじがね、何を思ったか、お墓をつくってくれたんです。トタン板を曲げて枠をつくってそれにセメントを流し込んで。

――セメントですか、本格的ですね。

先生 庭の隅に穴を掘って埋めて、墓石に「カメのはか」って書いて置いてくれた。あんなことぼくはできないなあ。でもあれはよかったねえ。あれはいつまでも忘れないねえ。

――商売は一番上のお兄さんが継がれたんですか?

先生 男はみんな継いだんですよ。女はみんな医者に嫁に行った。一番上の姉が産婦人科、二番目が小児科で、三番目が内科。おやじは子どもを一人は医者にしたかったんです。だから娘をみんな医者のところに嫁にやったと思うんだけど。で、おまえ医者になれって、それはけっこう強い思いがあったみたい。

——小さい頃からそういわれてたんですか？

先生 だからなったんでしょうね。自分で医者になりたいって思ったこと一度もないもん。

——親戚にお医者さんはいたんですか？

先生 ぼくが物心ついたときは姉がみんな嫁に行ってたから。

——ああ、そうか。義理のお兄さんたちがみんなお医者さんだった。

先生 そうそう。正月とかお盆にみんな来るでしょ。おやじは医者はいいと思ったんでしょうね。

帝王切開を見た増﨑少年

——一番上のお姉さんが産婦人科医に嫁いだんですね。

先生 唐津で開業しててね、そこの娘がぼくと同い年だったんですよ。ぼくにとっては姪《めい》なんですけどね。よく遊びに行ったり来たりしてて、唐津だから一時間ぐらいで行けるからね。ある日、向こうに行ったときにね、「英明ちゃん、今日はおもしろいもの見せるよ」っていうの。ん、何？　そうしたら、「ちょっと二階に行こう」って連れていかれてね。それで屋根裏から、手術を見た。小学校の低学年ぐらい。

――ほおーっ！

先生　帝王切開してたのね。

――はーっ！

先生　でもね、覚えてないの。なんか赤いものがあるなあっていう感じでね、なんだか具合悪くなっちゃったみたいで。

――ははははは。

先生　あまり記憶ないんですよ。ところがね、ここからがおもしろいんだけど、その姪が亡くなる年に突然長崎に来たんですよ、五十ぐらいで亡くなったんですけどね。それがね、寿司食べに行こうっていうから一緒に行ったんです。ぼくのすぐ上の内科に嫁に行った姉と三人でね。そのときに、姪っ子に聞いたんです。「ほらほら、あなたのとこに行ったときにさ、なんか、二階から手術見たろ？」って。そしたらね、「ああ、あったあった、うん、あったよー、英明ちゃん、あんときさあ、いつもトンカツ大好きで、晩ごはんはトンカツ出てたのに、吐いたんよー」って。

——はははは。

先生 ああ、そうーって。それで謎が解けてねえ。ああ、そう。耐えられなかったんだなあって。それが今、こんな仕事してるわけね。

——娅御さんはいつもお父さんの仕事を見てたんでしょうね。

先生 ま、勝気な子だったけど。ぼくは具合が悪くなって吐いた。でもそれは覚えてないのね。なんで忘れるんでしょうね。でもその話聞いてすっきりしたんですよ。

——子どもが帝王切開を直接見るってなかなかないことですよね。

先生 見せるなよってね。覚えていたら、絶対に産婦人科医になってないですよ。

——トラウマになってますよね。

先生 うん。じゃあなんで医者になったかっていわれると、一つはね、高校生になったときに理由はあるんです。あ、高校は鹿児島ラサールです。

——進学校ですね。高校から入るのはかなり大変では?

先生 そう、だから中学まではけっこう成績よかった。でも高校入ったら全然よくなくてすごいショックだった。自分よりできるやつがこんなにいるとか考えられないって、もうやる気なくなっちゃって。

——はははは。

先生 そうか、おれはたいしたことないんだって。好きなのは国語と社会。一番嫌いなのは理科で、次が数学。だから完璧に文系なんです。三年の担任はおまえ文系に行けっていう。でも、おやじは医者になってほしいっていう。二年の担任が一番よくぼくをみてくれてたから、相談に行ったら、「君はたしかに成績は文系だけど性格は理系だ、理系に向いてるから親がいうように医学部行ったらどうか」って。もともと親のいうことを聞くおりこうさんだったからね、そのせいにして理系行ったんでしょうね。

——それで長崎大学を受けたんですか?

先生 そうね。故郷から一番近い大学だから。

——入学が一九七一年ですね。医学部だと、ホルマリン漬けの遺体の解剖実習もあったと思いますが。

先生 イヤでたまんなかった。早く終わんないかなーって感じで。厳粛な気持ちでやってましたっていいたいところですけど、そんなことはなかったです。とにかく遊びが大好きで勉強したくない。あ、なんか医者のイメージが悪くなっちゃうかもしれないなあ。

——いや、逆に安心するかもしれませんよ。学科はいつ頃決めるんですか?

先生　今と違って、決めてから研修医になります。だから卒業のときに決めないといけなかったんです。まったく決めてなくて、説明を聞きに行ったのは二つだけ。一つは病理学教室、つまり基礎ですね。これは勉強ばっかりでおもしろくなさそうだなあって思ってたときに、前田君って友だちが、産婦人科は食事のおいしいところに連れてってくれるらしいから一緒に行こうぜっていうから行ったんです。

——ごはん食べに行ってそのまま産婦人科医になった?

先生　はははは、そう。前田君は小児科医になったね。一番上の義理の兄が産婦人科医ってことはどこかにあったかもしれないけど、まったく記憶ないですね。当時の医局長のところに行って、「先生、ぼく産婦人科行こうと思うんですけど」っていったら、ああ、そうか、よしよしって、下にも置かないみたいな感じで教授んとこに連れていかれた。あとで医局長に、ところで先生、ぼく産婦人科ってほとんど行く人がいないから大事にされるだろうって思って来ました、ぼくで何人目ですかって聞いたら、「君、十二人目だよ」って。えーっ、十二人も入ったんですか。「そう、大漁なのよ、今年はー」とかいわれて。しまったーって思ったんだけど、案の定まーったく大事にされなかった。

――はははは。

先生　今は産婦人科に入る人が少ないからすごく大事にされるんだけどね。そのとき思ったのは、産婦人科は血を見ないでいいんじゃないかってことだった。何をとちくるったか、どっかで思ったんだね。血は嫌いだったから。

――帝王切開の衝撃は、やはり記憶から消えていたんですね。

先生　消えてたね。最初に行った日に、君、さっそく手術に入ってくださいっていわれた。手術のとき、マタっていうのがいるんです。執刀する人とその前で糸むすぶ人と、その間に入って鉤引《こうひ》きって、手術がしやすいように邪魔になる組織をよけて引っ張ってる仕事なんだけど、これが全然おもしろくない。だいたい手術中に寝ちゃうんですよ。

――何を引っ張るんですか？

先生　ぼくらの手術では膀胱《ぼうこう》とか尿管を切っちゃうのが一番危ないことなので、膀胱腹膜っていうのを引っ張って膀胱をよけとくんですよ。あとは腸が出てこないように押さえるとかね。

――それを最初に経験するんですね。

先生　みんなするんですけどね、その最初の手術が、すごい出血したんです。産婦人科の手術ってけっこう出血するんですよ。多いと１０００ccとか出血する。ああーっ、出血する科だったんだ、ここはーって。

――はははは。手術はそれまでも立ち会っておられたんですよね？

先生　それが、お産は見たことなかったんですよ。おかしな話よね。産直って一度だけ泊まり込みはしたんですけど、たまたま生まれなかったので、学生のときはお産を一度も見たことない。だけどよーく考えてみたら、二階から見てたよね、帝王切開。

――はははは。

先生　考えてみると、出血の多い産婦人科を選ぶとか、よう思い切ったことしましたねって思うけど。

――手術中に失神しませんでしたか？

先生　しませんでしたね。血に飢えるっていうか、何度かやってるうちに血を見ないと落ち着かないっていうか、それいいすぎだけど、手術大好きになった。あっという間に。

――何があったんでしょう？

先生　プラモデルですよ、まさに。

――ああ、そうか……。

先生　そういうのが好きだった。ここをああして、ここをはがすとこうなって、っていうのが。向いてたんだと思う。器用で上手なんですよ。まさか自分で帝王切開をすることになるとは思わなかったけど。

胎児はなぜ頭が下にあるのか

――自然分娩を最初にご覧になったのはいつですか？

先生　医者になってからですね。研修医になって産婦人科に入って、ああ、分娩室ってのに行ってみようって思って行った。そうしたらぼくの一年先輩がいて、「ああ君、今年来たの？　夏休み何するか決めてる？」、いやあ、まだですっていったら「一緒にアメリカ行かない？」っていう。あ、いいっすねえって。「じゃあコーヒー飲みに行こう」って出て行ったからそのときはお産見てないんですよ。

――ははは。

先生　だからいつだったかは覚えてないんだけど、初めてお産についたときにどう思ったかは覚えてますよ。こわかったなあ、ものすごくこわかった。なんでかって、お母さんの膣口《ちつこう》から頭がむにゅーっと出てくるわけですよ。それで、ぽとんって首のところで止まるんです。ニコニコしてない、苦しそうな顔なんです。顔が真っ赤に充血して、あーっ、死ぬんじゃなーい！　赤ちゃん、死ぬんじゃなーい！　って思ったね。

――想像するだけで苦しいです。

先生　あーっ、うーっ、ってこういう感じ。顔だけ出した状態でゆったりするわけですよ。はい、一息つきましょうっていうような。

――はははは。

先生　でも考えたら、赤ちゃんはまだ肺呼吸してないから苦しいわけじゃないんです。休んでいいわけです。でも苦しそうに見えるから、とにかく早く出さないといけないって思うんですね。とにかくこわかった。そうしたら助産師さんが、「さあ、次の陣痛がきたら出しましょうか」って、ゆったりゆったり出すんですね。だんだん理屈がわかってくると全然急ぐ必要はないわけで、首が出たら、うん、よかったよかったって。一番大きいのは頭ですからね。頭が通ったら普通は出るんです。出始めたらほんの五秒か六秒ですね。当時は助産師さんが全部するんですよ。医者はなーんもしなくていい。妊婦健診も胎児の心音聴くだけ。トラウベって筒みたいなのがあってね、お母さんのお腹に当てると、トントントントンって胎児の心音が聞こえるわけ。

――聴診器のお腹版みたいな？

先生 そう、それだけなんです。あとはみんな助産師さんがやる。お腹の大きさや血圧を測ったりね。だからお産ってもともと助産師さんの仕事なんです。超音波が登場して医者の仕事になった。それまでなーんもすることない。お産につくときも見てるだけですよ。はあ、こうやって生まれるわけねえって。

――子宮口が開いて頭が出て、首のところで止まるまでどれくらいかかるんですか？

先生 お母さんが一番苦しいときですね。頭が出てくるまでは一時間ぐらいかかります。少しずつ、うーんって。骨盤のかたちに沿って、回旋《かいせん》っていうんですけど頭がぐるりと回りながら出てくるんですよ。

――大学病院では普通の産婦人科と違うむずかしいお産もあったのではないですか？

先生 当時は普通のお産がほとんどでした。というか、今みたいに異常と正常の差をつけられなかった。血圧が高いとか、その程度です。赤ちゃんの状態が一切わからなかったから。

――お腹の中は見えないですし、遺伝子検査もないですしね。

先生　なんにもできないから、生まれてきたら、お母さんおめでとう！　おぎゃあおぎゃあおぎゃあ。そしたらお母さんが、「あのう……、もう一人お腹で動いてますけど」って。双子ちゃんだったの、気づいてなかった。こういうのが時々ある、ははははは。

　あと、まれに出てこられない子がいるんですよ。首のところで止まっちゃって。肩甲難《けんこうなん》産《ざん》っていうんだけど、要するに肩の張った子です。もりもりして糖尿病の子ども。どうやってもびくともしない。戻そうと思っても戻らないし。これがお産で一番イヤですね。何件かあたったけど、これはもう、死んじゃったかと思いますね。

――お母さんも大変ですね。

先生　もうね、冗談じゃない、なんなのこれは、って感じです。どうしても出てこないときはザバネリ法っていうのをやる。いったん頭を子宮に押し戻して帝王切開をするんだけど、そうなったら相当ひどいことになるので、超音波で子どもを見て、４５００グラムを超えてるとか５０００グラムありそうだって子は、最初から帝王切開で出しますね。

――基本的な質問なんですが、赤ちゃんはお母さんがいきんだら普通に出てくるものなんですか？　人が引っ張らなくてもいい？

先生　いい質問ですねー。研修医の頃に、子癇《しかん》っていう病気で痙攣《けいれん》して完全に意識をなくしたお母さんのお産についたことがあるんですよ。研修医で一人だったんですけど。でもね、陣痛だけはちゃんとあって、赤ちゃん、自分で出てくるんです、むにゅーって。あれは忘れられないねえ。その後、二度とそういうのを見てないですね。

――お母さんの意識の有無は関係ないんですね。よく、いきんでーって声をかけるじゃないですか。

先生　基本はそうです。時間をかければ自然にそうやって出てくるんですけど。お母さんを早く楽にしてやりたいからね。お母さん、もう、へとへとですよ。出てこないと頭に吸引カップをつけて出したり、お母さんのお腹を押してあげたりしてね。研修医の頃は、とにかく頭から生まれるケースしかついちゃだめだよっていわれていましたよ。

――逆子はだめだと？

先生　逆子ちゃんは慣れたお医者さんじゃないとだめだって。でもよくわかってないわけです。その頃は子宮の中が見えてないから。頭が出てくると思っていたら、もこっとお尻が出てきたりするんです。

――足から出るんじゃないんですね。

先生　足から生まれてくるのは大変で、足位《そくい》っていうんだけど、普通の逆子はお尻から生まれてくるんです。赤ちゃんってこういう格好してるんですよ（図5）。お腹の中でできるだけちっちゃくなってるから、こういう格好してるの。ダ・ヴィンチの胎児の絵がありますよね（図6）。

――はい、解剖図を見たことはあります。

先生　あれはね、死んでる胎児です。胎児が指しゃぶりしてる絵もよくあるでしょ。あれは半分うそ。実際は半分は手、半分は足の指をなめてるんですよ。ぼくは体が硬いからで

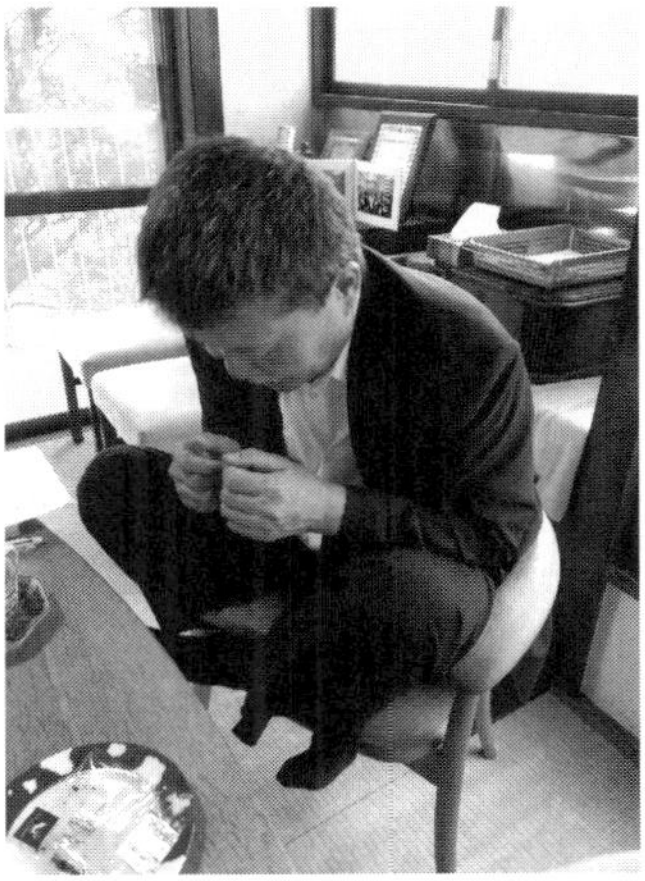

図5　胎児の真似をする増﨑先生

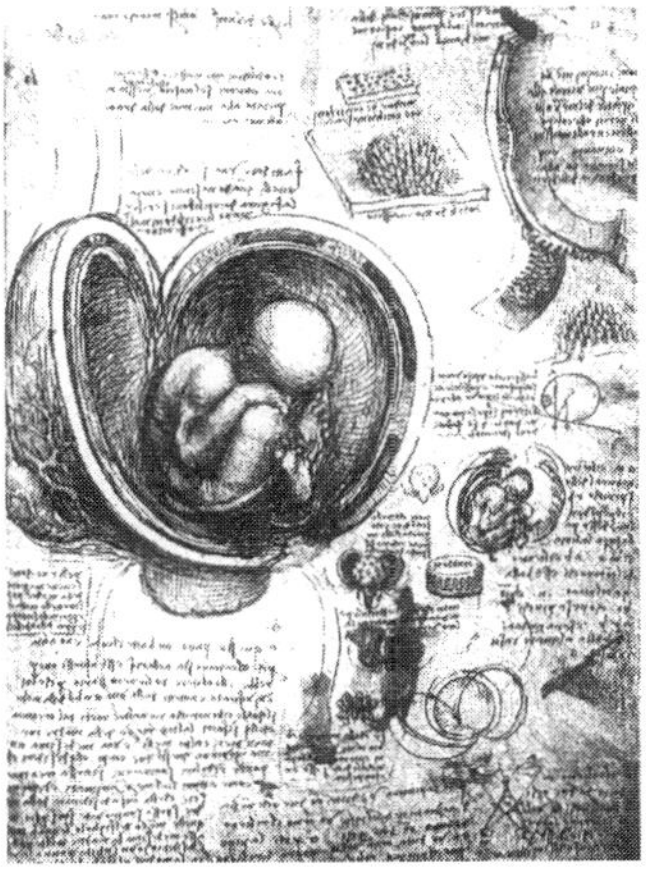

図6　ダ・ヴィンチの胎児の絵
（ウィンザー城王立図書館所蔵）

きないけど、足が、目のところまで来てるんです。胎児はものすごく体がやわらかい。そうでないと、あの狭い中に入らないじゃないですか。とにかく体を折りたたんで入ってるんです。

――そうなんですね。普通は赤ちゃんは頭から出てくるんですよね？

先生 うん。でも、どうして頭から出てくるの？

――ええ、不思議です。うかがおうと思っていたんです。

先生 不思議ですよねえ。みんな、いろいろ考えてるんですよ。でもたいがい、教科書とかにあるのはバカバカしい答えばかりで、頭が重いからとかしか書いてない。そんなバカなことはないですよ、なんで頭が重かったら頭が下になるんですか。そうそう、赤ちゃんが頭が下になってるのを見つけたのは日本人なんですよ。聞いたことあります？

――へえ。

先生 江戸時代のお医者さんが見つけたんです。賀川玄悦《かがわげんえつ》（一七〇〇－七七）っていう人。ヨーロッパ人はずーっと、ダ・ヴィンチの絵みたいに座ってると思ってたんですよ。頭が下やったらきついやろって、まあ、普通そう考えますよね。だって、ずっと逆立ちしてたら、頭に血が集まってきついじゃない。でも生まれてくるときは頭からなんです。いったいどうなってるんだって思ってたかもしれないけど、どこにも書いてない。じゃあ、超音波で見ればわかるんじゃないかと思って、妊娠中の胎児をずっと見て、いつ頃から頭が下になるのか調べたことがあるんですね。

——ということは、最初から頭が下にあるわけじゃないということですか？

先生 最初は、頭が下とお尻が下とが半々です。三十六週ぐらいになると、逆子は10パーセント、生まれる四十週になると5パーセントになる。その間にだいたい決まるんです。でも、どうして決まるんだろう、どうして逆子になる子がいるんだろう。論文にも書いたんですが、ぼくの説(註2)があるんです。誰かが賛成したわけじゃないですけど。ぼくはね、子宮のかたちだと思ってるんですよ。

——ああー、なるほど、物理的な問題ですね。

先生 子宮って洋ナシのかたちをしてますね。かたちを見ただけで何か思いません？ 下の狭いほうに頭がはまるんじゃないかとまず思うわけです。じゃあ逆子になるとすればどうなってるんだろう。頭のはまるところが、胎盤のせいでもうひとつどこかにできてるん

註2 増﨑英明・山邊徹「骨盤位の発生機転に関する考察」周産期医学 21: 1691-1698, 1991

じゃないかな（図7）。あるいは、上も下も同じかたちになるんじゃないかな、とかね。逆子で一番多いのは前置胎盤《ぜんちたいばん》といって、胎盤が子宮の上部じゃなくて、子宮口の近くにできる場合なんですよ。そうなると、出口のほうの穴が塞《ふさ》がるわけだから、頭が穴にはまらなくてぐるぐる回って逆子になるわけです。

――やはり物理ですね。

先生 そうじゃないかなって思うんです。もうひとつは胎児の動き方なんだけど、胎児は手を横方向にしか動かせないんです。上下はつらいので動かさない。で、足はこうです。

――ブランブランと下を蹴る？

先生 そう。逆子になって、お尻が子宮口のほうの穴にはまると、ボーンと足で蹴ってはずれるので、パチンコの玉が下の穴に落ちるみたいに、そのうち頭がコトンと穴にはまって頭が下になるんじゃないかと。これが私の考え。

――おもしろいですね。そういえば、逆子をもどす体操ってあるじゃないですか。

先生 うん、あれは上手に説明できるんですよ。子宮口のほうに入っちゃったお尻をはずさない限り逆子は治らないから、角度をつけてやるんです。よく、四つんばいになって胸《きょう》膝位《しつい》（図8）って格好をしなさいっていうんだけど、これは妊婦さんにはものすごくきついん

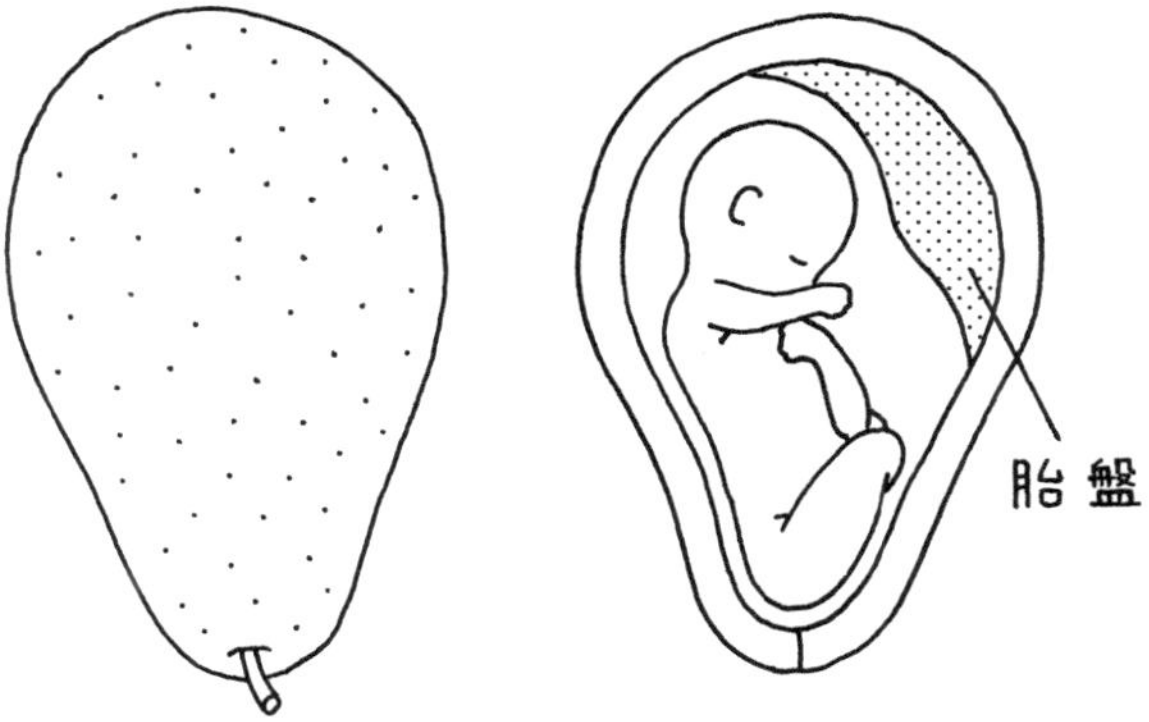

図7　洋ナシの形をした子宮

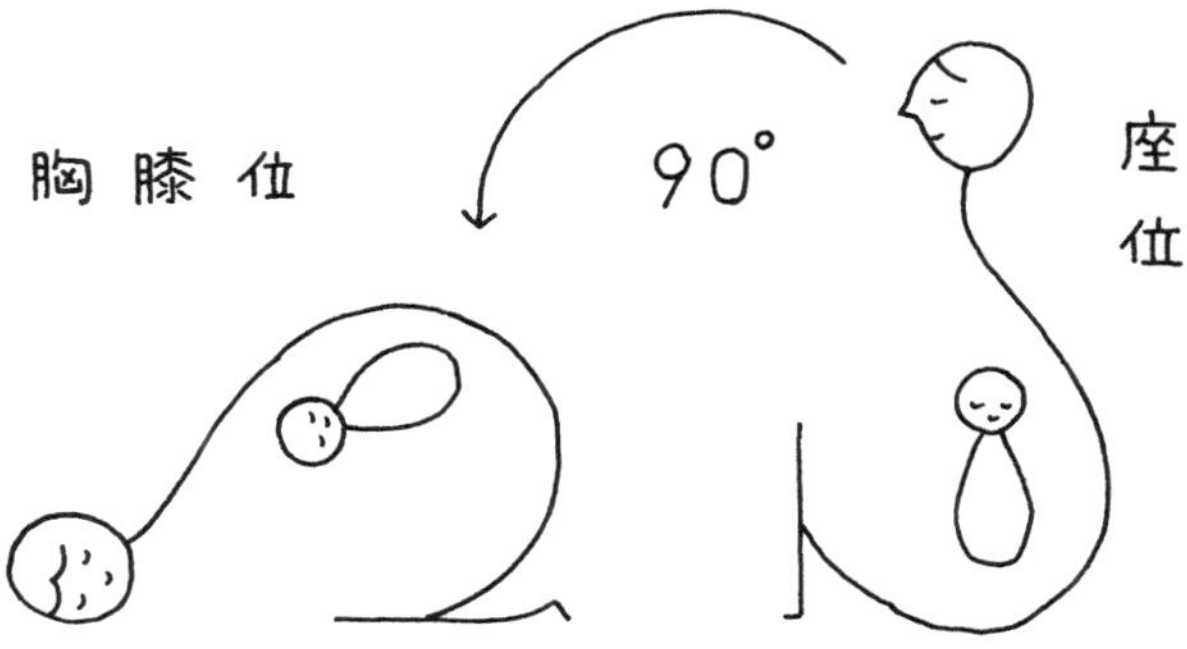

図8　胸膝位

です。でも、そうすると角度がつくので赤ちゃんは母親の頭のほうにすべっていくだろう。そうすると骨盤からはずれてもどりやすくなるだろうって。

——ああ。

先生　ぼくのやり方は、仰向けになってお尻を上げてもらって、その下に布団を丸めて入れる。本当は逆立ちするのがいいんだけどきついんでね。でも、ぼくはある程度の年になってからは、赤ちゃんは自分がいたいような格好になってるんだから、逆子は逆子でいいじゃないっていうようになった。でもそれまではみんな手でひっくり返してましたよ。

——手でひっくり返す？

先生　そう。ぐるぐるひっくり返してね。みんな喜ぶから。だいたい九割ぐらいひっくり返しましたよ。赤ちゃんのお尻を外からぐーっと手で持ち上げて、頭を下げる方法です。外回転術といって保険診療なんです（註3）。

——外回転術ってなんだか武道の技みたいですね。

註3　増﨑英明・山邊徹「妊娠末期における骨盤位外回転術」産婦人科の実際 40：1541-1548, 1991

第三章

胎児 この未知なるもの

なぜ3000グラムで生まれるのか

——新人の頃とベテランになってからでは、お産に対する意識は変化しましたか？

先生　イヤというほどお産につきましたからね。ただ、いつまでたってもお産を見ると感動しますよ。大学病院はほかにいっぱい仕事があるので年をとるとあまり出産につかないんですが、たまたまつくと、やっぱりお母さんって大変だなあ、ようこんなのに耐えられるなあって思うわけです。人はいつか死んじゃう、死ぬってことを知ってるからそれに耐えられるのかなあとか、女の人は小さい頃から自分はお産をするかもしれないって思ってる。だから耐えられるのかなあって、だんだん思うようになりましたね。そういう夢を見たことないですか？

——いやあ、私はまったくないです。

先生　女の人は子どものときから出産する夢をけっこう見るんですよ。男は絶対見ないですよ。

――ということは、夢を見る人が産んでるのかもしれないですね。私は見たことがないから産んでないのかも……。

先生　運命みたいですね。けっこう見るそうですよ。そうすると刷り込まれて自分はいつかそういうときがくるのかとずーっと思ってる。だってねえ、サイショーさん、あれは痛いですよ。

――はい、そう聞いてます。

先生　痛くないっていう人いるけど、そんなことは絶対ない。絶対ないですよ。男は耐えられない、絶対。男は絶対耐えられない。泣くんですよ、奥さんのお産についた男は。これはおれには耐えられないって。よう耐えとるな、おれの母ちゃんはって思うんです。

――感動して泣くんじゃないですか？

先生　いろんな気持ちで泣くんでしょうが、男は泣くんですよ、いい大人が。

――先生も毎回、泣きますか？

先生　私？　私はプロだから泣かないですね。昔、外国人の妊婦さんにほめられてそれからいうようになったんだけど、「楽しんで！　お産は楽しいんだから！　楽しんで産んで！」っていいますよ。これがけっこう効くんです。「それが私にはとってもいい励ましだった」

って手紙をもらいましたね。やっぱり女は強いなあって思いますよ、ほんとに。

――これまで一番お産が多かったのはいつ頃でしたか？

先生　大学を卒業してからずいぶん病院を回ったんですが、三年目に福岡県の田川市立病院にいたときですね。分娩台が常に埋まってて、三時間に八人の出産に立ち会ったこともありますよ。田川では5500グラムの子がゴロンって生まれた。ぼくが立ち会った中で一番大きい子です。この二つが自分の記録ですね。

――すごいですねえ。お母さんも大きなほうだったんですか？

先生　いや、普通のお母さんですよ。

――先生が立ち会った中で一番小さい子はどれぐらいでしたか？

先生　二十二週の子で500グラム未満ですね。それぐらいが限界です。日本で一番小さく生まれて助かったのが260グラムちょっとだったかな。

――壊れちゃいそうですね。

先生　透き通ってますよ。

――それは自然に出てきてしまうんでしょうか。

先生　そのままだとお母さんの命が危なくなるから出しちゃうことはあります。いろんな場面があります。たとえば高血圧がひどくて耐えられない。昔、妊娠中毒症っていった病気、今は妊娠高血圧症候群っていいますけど、この場合は赤ちゃんを出すしかないんです。赤ちゃんがいるからなる病気なんです。赤ちゃんって半異物です。だから出すとケロッとよくなっちゃう。

――遺伝子の仕業《しわざ》ですか。

先生　十分解明されてないけど、ぼくはそう思います。

――早く出すということは、母親の命か、子の命かの選択を迫られることですね。

先生　最終的に決断しなきゃいけないのはお母さん本人です。このままだとお母さんが危ないから、お母さんに聞いて決めますかって聞くと、お父さんはたいがい、うんっていいますね。赤ちゃん大丈夫ですか、って聞くのはお母さん。妻は大丈夫ですか、って聞くのがお父さんです。

――すごく早く生まれた赤ちゃんと、普通に生まれた子の違いってありますか？

先生　基本的にないと思います。キャッチアップっていってますが、大きさも、精神面も同じですね。ただあまりに小さく生まれると脳出血が起こりやすくて、後遺症もなく回復する子もいますが、一部には残る。だから早産はしないほうがいいです。だってこれがまったく問題なかったら、楽だから早く産んじゃうっていうことになりかねないですよ。

——そうですね。早く社会復帰したいから早く産んじゃおうと。

先生 SFの世界ですよ。小さく産んで、ぽちゃんと溶液に入れて大きくする、みたいな。

——赤ちゃんはだいたい3000グラム前後で生まれますよね。

先生 男の子も、女の子もほぼ3000グラムかな。

——平均してだいたいそれぐらいじゃないですか。なぜその大きさなのでしょう。昔からあまり変わらないですよね。

先生 不思議ですねえ。そういうのって医者は疑問に思わないです。アドルフ・ポルトマン（一八九七—一九八二）って生物学者がいるんですが、この人は、人間はみんな早産するといってるんです（註4）。

——早く産んで長く育てる。

先生 うん。動物はだいたい生まれてすぐ立って歩き出しますよね。ところが人間は一年間は歩けない。だから一年は早産してるっていうんです。あと一年もお腹にいたら大きくなりすぎて骨盤を通過できないから、進化の過程でそうなったって。お腹を切らなくても普通に産めるぎりぎり限界まで大きくして出していると。でも、これ、説明になってないんです。

――いやあ、なんか説得された気がしたんですが。

先生　ぼくは説得されないですねえ。じゃあ、あと一年間置いとけばどうなるか。死んでますよ。ポルトマンが忘れてることがあるんです。みんなすぐ忘れるんですけど、胎盤っていうのがあるんですね。胎児は生まれたあと八十年生きますけど、胎盤は一年以上も生きられないと思うのね。胎盤が死んだら赤ちゃんは死んじゃいます。

――国際的にも赤ちゃんは3000グラム前後で生まれるんでしょうか。

先生　民族や環境は関係ありますね。

――大きい民族は大きく生まれる。

先生　それはわからないけど、ペルーでこんな話を聞きました。日本人がペルーでお産をすると皆小さく生まれるらしい。高地だから酸素が薄いせいだというのね。

――そうですか。

先生　イギリスに留学したときに習ったんですが、お腹の中にいる間の大きさのコントロー

註4　アドルフ・ポルトマン『人間はどこまで動物か』岩波新書、一九六一

ルはお母さん側の遺伝子がやっていて、生まれてくるとお父さん側の遺伝子にチェンジする。本当かどうかわかんないけど、そう考えないと、小さいお母さんが大きい赤ちゃん産んだらまずいじゃないですか。だからお腹にいる間、お母さんが小さければ赤ちゃんも小さい。大きければ大きい。生まれたら、お父さんが大きい人なら赤ちゃんも大きくなる。たとえば相撲取りの奥さんが妊娠して、お父さん側の遺伝子が最初から働いたらお母さんのお腹が破裂しちゃう。理屈でいえばそうだけど、誰も証明してないですよ。だからなぜ3000グラムになるのかっていうのは、ほんと、誰も答えられてないです。それ以上大きくなったらダメだもんなんて、説明になってないですよね。

――妊娠している時間も、みんな同じですよね、十月十日《とつきとおか》という言葉がありますが。

先生　十月十日ってウソですよ。

――ウソなんですか！

先生　だって考えてみてください。九か月ちょっとで生まれるわけですよ。どうして十月十日なんですか。どこから数えるかっていう問題はありますけど、どう数えてもそうはならない。以前は最終月経の最初の日から数えるしかなかったので、その二百八十日目を予定日って決めたんですよ。

――最終月経の初日から二百八十日目が出産予定日ですね。

先生　ところがですね、最終月経といっても、月経周期は人によって違う。二十八日の人が一番多いっていうけど、三十五日の人もいくらでもいる。六十日の人もいます。そうすると全然違うんです。私が学生のときは今みたいな計算の仕方を習ったんだけど、実際生まれてくる子は妊娠四十四週とか、けっこういたの。計算上は四十週で生まれないといけないのに、普通に四十四週何日で生まれる子っていたの。そんなの、絶対ありえない。一か月もお腹に長くいるなんてことはまずありえないです。つまり、間違ってたんですよ。

――最終月経から計算するということが？

先生　そう。

――今はどうやって計算してるんですか？

先生　超音波が登場して、予定日の問題が完璧にクリアできたんです。

――ああ、なるほどー。

先生　赤ちゃんの大きさって妊娠二十週ぐらいまではほとんど個体差がないんです。百人妊娠したら百人、ほとんどグラフの線上に乗るんですよ。早ければ早いほど差がなくて、たとえば、赤ちゃんを測って30ミリだったたら、必ず十週ゼロ日です。だからこの日から予定日を計算したら完璧なんです。国家試験の作成委員だったときにこればっかり出してました。赤ちゃんが30ミリだと、妊娠何週でしょうかっていう問題。十週、十五週、二十週、から選択させる。これさえ知っていれば、予定日は間違いなくプラスマイナス二日です。早産したら確実に早産ってわかるし、予定日を二週間以上過ぎたら、過期産ってわかる。

——では今は月経では計算しないんですね。

先生 月経は参考にはしますが、計算はしない。妊娠の最初の頃、百人の胎児が同じように大きくなっている段階で決めちゃうんです。これは産婦人科における超音波の最初で最大の貢献なんです。

——なるほどー。超音波で予定日を決めるようになったのは、いつからですか?

先生 一九八五年頃には胎児の頭の大きさ、大横径《だいおうけい》っていうんですが、これを測って予定日を決めてましたね。初期の胎児の大きさを測れるようになったのは、膣から見る器械が開発されてからです。頭殿長《とうでんちょう》っていうんです（註5）。

——十週で3センチ。大事なデータですね。

先生 もちろんそのあとの発育は、双子ちゃんであっても一人ひとり違ってきますよ。

わが子の出産

――これまでに一番印象に残っている出産はありますか？

先生　いっぱいありますけど、やっぱり自分の子どもですかねえ。

――お子さん四人いらっしゃるんですよね。上から教えていただけますか？

先生　男、男、女、女ですね。一番上は平成三年（一九九一年）生まれですね。

――立ち会いましたか？

先生　ぼくらの業界では、自分の親戚の手術とか出産はするなっていう原則があるんですよ。先輩に任せろと。それやらんといろいろあるぞって。まさしくそうなんです。かみさんがね、痛いっていうわけですよ。痛いっていわれると痛み止め打っちゃうんです。注射器で入れようとして、ちょっと待てよ、これ普通の行為じゃないよなってやめたんだけど。

註5　増﨑英明ほか「頭殿長、児頭大横径および大腿骨長による妊娠週数判定について」産婦人科の実際 37: 257-264, 1988

——え、もしかして増崎先生ご自身がなさった？

先生　うん。ぼくのかみさんも産婦人科の医者で、ははは。

——そうだったんですか！

先生　だから、かみさんはお産のことよくわかってるんです。でも痛いんです。ぼくは泣かなかった、すいません。緊張してそれどころじゃなくてさ。自分の子どもだとこんな緊張するんだなって思いました。だからやっぱり自分がやっちゃいけないんですよ。

一人目はそんな感じで、二人目のときは、これもまたバカなことしたんだけど、ちょっと早産しそうになったから入院させて、それで治まったから帰りゃあよかったんだけど、うちのかみさんはプロのくせして、もうあなた、面倒くさいからここで産んでいきたいっていうから、そう、じゃあ産んじゃうかって、少し陣痛強くして産んだらね、ちょっと早かったみたいで呼吸状態が悪くなったから、大学の小児科に連れてけって救急車呼んだの。かみさんはちょっと神経質なんで、サイレン鳴らさんで来てくれっていったんだけど、ウーーーンって、鳴らして来た。ははは。

——ははは。

先生　案の定、あなた、どうしたの、(子どもが)死んじゃったの、って。

――普通のクリニックだったんですか？　ご自宅ですか？

先生　ぼくの同級生が先輩とやってるところで助産師さんと分娩室を貸してくれたのね。一人目と二人目がそこ。三人目からはその同級生が独立して新しく病院建てたからそこでやったけど。大学病院では産んでないです。救急車で連れて行かれた二人目はけっこうひどかったって小児科でいわれたけど、今日帰っていいっていうから迎えに行って、あ、これねって連れて帰ろうとしたら、先生違います、その子じゃないですって。生まれたとき、こーんな大きかったのが縮んでしまってるんだもの。こんなちっちゃくなったのって。いや、水分絞ったのよって。そうだったんだ、苦労したんだねえって。三人目はもっとひどかった。生まれる直前に心臓が止まって、私パニクってねえ。はい、切りますよーって帝王切開の準備してたら、ぽろっと出てきた。

――ご自身で帝王切開をしようとした？

先生　うん、自分でやるつもりで。

――はー、すごいですね。

先生　四人目は何もなかったけど、赤ん坊の頃はひどい人見知りで、イギリスで外国人が笑いかけると目をそむけて、そのまま寝てしまう。

――ははははは。

先生　もう、いろいろありますよねえ。

――四人とも、先生はご自分でなさったんですね。

先生　全部自分でとりあげましたね。

――帝王切開だったら、ご自分でやろうと。

先生　自分でしますよ。他人に任せきれない。帝王切開ってけっこうこわい手術ですよ。

――初めて帝王切開の手術をしたのはいつでしたか？

先生　医者になって三年目ぐらいでしたかね。昔は緊急で手術することが多かった。ずっと胎児の心臓の音を聴いてるんですが、音が悪くなると、切迫仮死といって手術になる。切迫仮死っていうと今にも死にそうだけど、そうとも限らなくて、生まれてくるとけっこう元気になる。それが一番多かったですね。赤ちゃんにはっきり異常があるとわかって帝王切開する時代ではなかったです。

羊水はどこからくるのか

――北九州や五島《ごとう》に赴任されたそうですが、北九州市立八幡病院におられたときは連続十時間も胎児を観察したことがあるそうですね。

先生　胎児っておしっこどうしてるんだろうって思ったんです。教科書には、羊水はおしっこでできてるって書いてあるんです。羊水って多い人もいれば少ない人もいる。なんだろうっていう興味がすごくあって、羊水の量を測れないかなあって思ったんです。胎児がおしっこをどうしてるかを知りたい、となると何を見ればいいかっていうと、膀胱なんですよ。

――胎児の膀胱ですか。

先生　そう。するとね、胎児の膀胱におしっこがだんだんたまってくるんです。一定量たまると、プシューって出るわけです。

――胎児がおしっこするんですね。

先生　だいたい二秒ちょっとぐらいかな、プシューって音が聞こえるみたいにする。そしてまた少しずつ膀胱にたまってくる。それを繰り返す。ずっと見てて五分ごとに膀胱にたまった量を測ってグラフにするんです（図9）。それがだんだん増えて、一気に下がる。一番たまったときの量と、何分に一回おしっこしてるかがわかる。そうすると一日に何ccおしっこしてるかがおおよそ計算できるわけですね。だいたい、30ccたまるとシャーとおしっこ出すんです。それがだいたい六十分間隔です。単純に計算すると一日に700ccくらいです。たいした量でしょ。

——すごい量ですねえ。

先生　イヤというほど見たでしょ、そうするとね、そろそろおしっこするぞーっていうのがわかるんです。たまってもなかなかしないんですよ。それがね、だんだん、ふふふふ。

——子どもがおしっこ我慢してるときみたいに、そわそわしてるんですね。

先生　うん、それで、ぴゅーって。はははは。

——はははは。

先生　出し終わって、はあっ、みたいな。それですぐまたため始める。まあ、忙しかねえ、この子は、大変やねえって思うわけです。一升瓶が1・8リットルだから二日ちょっとで

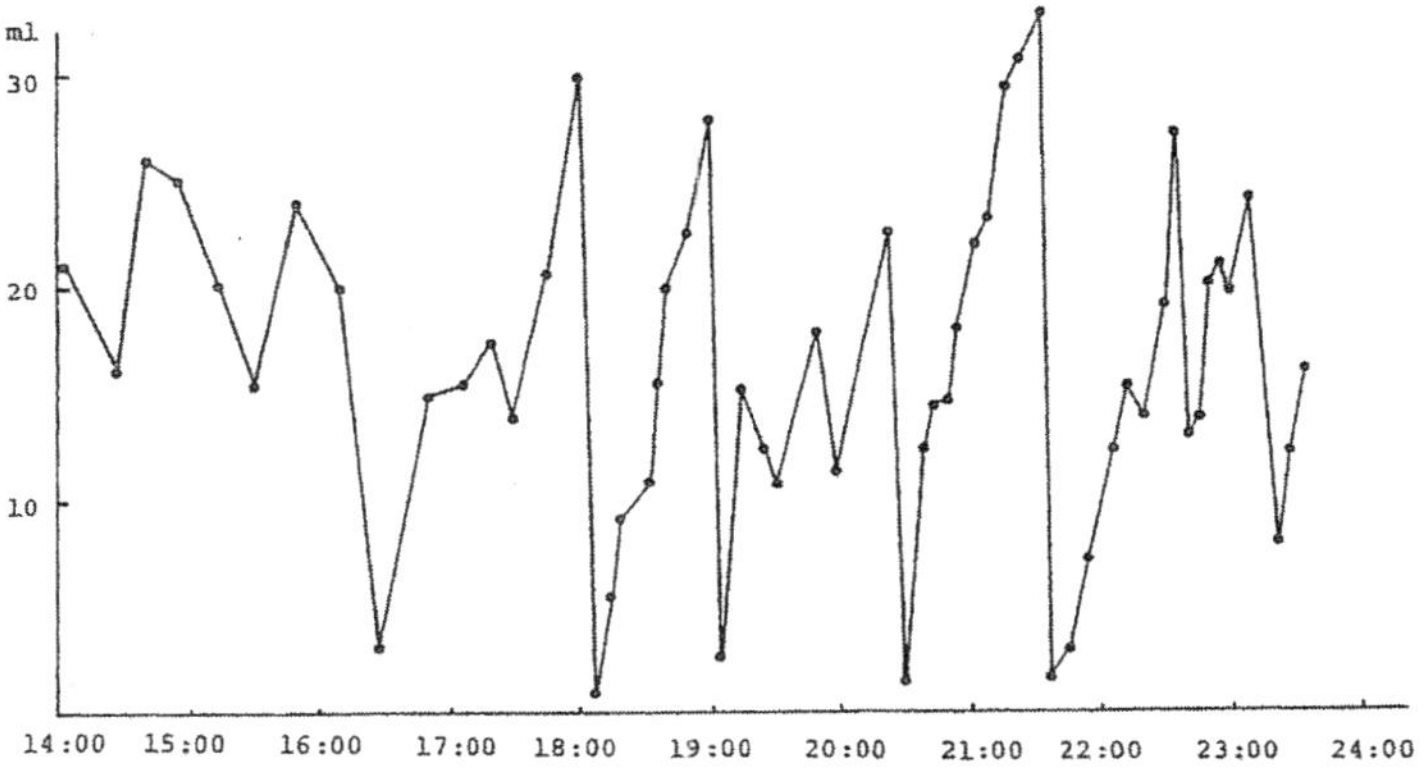

図9　胎児の排尿周期（妊娠40週、3,556g）（増﨑英明『密室Ⅱ』より）

一升瓶分です。そうするとお母さんのお腹はすぐにパンクするじゃないですか。でも、しないですよ。

――そうですね。なぜだろう。

先生　なぜだろう、と考えるわけですね。密室ですから、自分で処理するしかないはずなんです。子宮は完璧に密室ですから、どこともつながってない。となると、自分で飲むしかないはずです。大変な量を飲んでるはずですよ。胎児にとってすごく大事な仕事なんです。おしっこを出して、それを飲む。羊水を一定量ためて、清らかに保つ。汚いものを自分で処理する。密室だからしょうがないですよ。それ以外は寝てるだけ。どういえばいいんだろ、胎児っておもしろいでしょ。なんですかね、あの人は。

——基本的なことですが、羊水っていうのはいつ頃からできるんですか？

先生 もーう、いい質問しますよねえ。不思議でたまんないですよね。

——もともと女性の体には存在しないわけですよね。

先生 そう。羊水ってどこからくるんですかって、ぼくも学生に聞くんです。こんな不思議なことないでしょ。何もないところに水がたまるんですよ、神様ですかっていうわけですね。みんな一生懸命考えるんです。その通りなんです。すごい疑問なんです。妊娠が早い時期、たとえば十週の羊水と、生まれる前の羊水と、まったく成分が違うんですよ。生まれる頃の成分はほとんどおしっこと一緒です。でも初期の頃の羊水って血清と一緒なんですよ。つまりお母さんの血なんですね。お母さんの血の中で育つんですよ。あ、これいい話ですね。胎児は、まさにお母さんの血の中で大きくなってくるんですね。

——ということは羊水がだんだん汚れてくるということですか、老廃物で？

先生 もう、すばらしい。サイショーさん、絶対、産婦人科の研究者になれますよ。

——ははははは。

羊水が濁ると要注意

先生　そう、汚れるはずですよね。その通りなんです。汚れるはずなんです。ぼくも、すごく考えたんです。おそらく、これトイレで考えればいいです。トイレは昔、川が流れてるところに小屋を建てて、そこの中で座ってやってた。だから厠《かわや》っていうでしょ。川屋ですよ。ぽてんと落ちて川にシャーッと流れていく。それを人間は水洗便所にしたわけですね。出して、流す。胎児はどうしてるんだろうって思ったわけですよ。胎児はね、うんちはしないんです。出さないでためておく。汲み取り式なんです。

――へー、そうなんですか。

先生　なぜしないですむんですかね。ところが、人って死ぬ前、肛門が開くんですよ。だから脱糞するんですね。胎児も低酸素状態になってやばくなると出すんです。脱糞するんです。そうすると羊水が濁る。羊水混濁《こんだく》って病名です。昔は胎児の診断法がないから、そういう情報ってすごい大事だったんです。だから具合が悪くなってるんじゃないかなってて思って、ほかに方法がないからわざと膜を破ってみたりしてたんですね。

――羊膜を破るんですか？

先生　胎児の膜って、胎児のすぐ外に羊膜があって、その外側に絨毛膜《じゅうもう》があるんですが、これらは胎児側からできる膜です。その外側にお母さんからできる脱落膜《だつらく》がある。胎児はこの三つの膜で覆われてるんです。赤ちゃん側からは羊膜と絨毛膜ができるんですけど、一番最初にある羊膜が最終的に残って、赤ちゃんが生まれるときは羊膜だけになる。風船みたいにぷーってふくらむ。胎胞っていうんですが、普通は自分からパチッて破れて頭を出すんですね。これをコッヒェルっていう先に針がついてる器具で人工的にバリッて破るんです。そうすると羊水の性状が見える。濁ってると羊水混濁。これは赤ちゃんが弱ってると診断してたんです。子宮の中をのぞく羊水鏡っていう器具があとでできるんですが、それだと膜を破らないでぷうっとふくれてる膜を通して中が見えたんです。それを使って羊水が濁っていないかを調べる。羊水混濁ってわかったら早く産ませたわけですね。元気な赤ちゃんは最後まで羊水がきれいなんですよ。メコニウムってわかりますかね。

――いえ、知りません。

先生　新生児が生まれてすぐに出す最初のうんちで、緑色なんです。赤ちゃんは生まれてくるときにお腹が押されるので腸が縮んで、とくに逆子のときはお尻が出たときに、ぷりっと緑色のうんちが出てくるんです。それをお腹の中でやっちゃう子がいるんですね。だから羊水が緑色に濁るんです。そのまま置いておくと黄色に変わる。だから羊水混濁といっても緑色か黄色かを見て時間の経過を判断できるんですね。

――羊膜を破った場合はそのままにしておいても大丈夫なんですか？

先生　破ったら外の世界とつながるので、出さないとだめです。あそこは完全な密室だから細菌がまったく入らないんです。ぼくらの住んでる世界ってゴミだらけですよ、細菌だらけ。だから外とつながると細菌が中に入っちゃうんですね。その限界が四十八時間ぐらいです。二日ぐらいは我慢できても、免疫が低いので感染したら大変なことになるから今はそんなに待ちません。膜を破るっていうことは、産ませるという意味です。だから赤ちゃんが成熟してないと破っちゃだめなんですよ。

――破水しちゃった、ということがありますね。

先生　自然に破れるのは、前期破水とか早期破水って病名になっちゃうんですね。三十七週よりも前に破水したら、早産ですが産まさざるをえません。もうひとつはね、赤ちゃんって生まれるときにわかるんだけど、胎脂が体にいっぱいついてるんです。要するに、ラードですね。ラードがいっぱいついてる。成熟すると子宮の中でそれがはずれていって、羊水が真っ白に濁るんです。これは悪くないんです。

——胎児は死なないんですか。

先生 死にません。白色の羊水混濁は正常の所見です。

——胎児自身が浄化装置をもってるのかしら。

先生 胎児は昔の汲み取り式トイレと同じで、胎脂や毛や、腸や腎臓から出る上皮やおしっことか、出てくるものを全部飲むんです。一日に700ccおしっこしたら700cc飲まないといけないわけです。それをためてるんですよ、腸の中に。

——それがうんちになるんだ。

先生 それがメコニウムなんです。ビリルビン（胆汁色素）のせいで緑色している。それが正常なんです。

——生まれたときに一気に出すんですね。

先生 そう、だから汲み取り式なんです。胎児ってぼくらにかたちは似てるけど、全然違う生き物なんですよ。ぼくらじゃ考えられないでしょ、九か月もうんちをためとくんだから。便秘じゃないかって、ははは。

――一日700ccおしっこをしても、お母さんのお腹が破裂しないのはなぜですか？

先生　胎児が飲んで減らしてるからですよ。だから食道閉鎖症のように胎児が羊水を飲み込めないと、ひどい羊水過多になります。

――飲んでも全体の重量は変わらないですよね？

先生　飲んで自分の腎臓でおしっこにして出すじゃないですか。それ以外に羊膜や臍帯《さいたい》からお母さんにいって、お母さんが処理してるんですよ。

――ああ、やはり結局はお母さんを通じて出るんですね。

先生　一部は尿として出てるんじゃないですか。どうかして、おそらく羊膜から母親に入っていく。でも完全には証明できてないです。胎児についてわかってることってほんと少ない。胎児、未知なるものなんです。

――羊膜からとしてでも、どこかから母親のほうに出てるのはたしかなんですね。

先生　お母さんが腎臓で処理して、おしっことして出すんでしょうね。妊婦さん、おしっこの量が少しは増えてるんじゃないですかね。

便と力の入れ方が一緒

——北九州市立八幡病院にはいつ頃いらしたんですか？

先生　一九八五年から八六年の一年間ですね。

——それにしても、妊婦さん、十時間もずーっとよく我慢されましたね。

先生　妊婦さん、えらいよねえ。今だったら訴えられますよ。なぜ十時間でやめたかっていうと、「先生申し訳ありません、トイレに行かせてください」っていわれて、はっと気がついた。

——十時間もおしっこ我慢してらっしゃった。

先生　みんなやさしかったねえ。

——五島にも行かれたそうですね。

先生　五島は今も毎年数日は行ってるけど、半年ずつ夏と冬に行ったのが五、六年目ぐらいですね。夏はとてもいいところでみんな遊びに来るけど、冬はだーれも来てくれなかった、寒くて。

――五島は長崎大学病院から医師を派遣する契約になってるんですか？

先生　そうです。一年目に一か月ずつ奈良尾に行ってたんですが、めちゃくちゃおもしろかったですね。その話するとまた脱線しちゃうかな。

――いや、ぜひ聞かせてください。

先生　めちゃくちゃおもしろい。一年目ですからお産もまだよく見てないですよ。じゃあ、誰が見るかっていうと、助産師さんです。当時六十歳ぐらいでしたけど、お産を新聞紙敷いてやってた時代ですよ。なんでも助産師さんがしてくれるんだけど、仕事が終わってからいろいろ昔話をしてくれるんです。昔はトイレが水洗じゃなかったから、ボトンと産み落としてね、それをスカートに入れてもってきたりされましたよって。

――なぜトイレなんですか。

先生　いきむからですよ。あのね、便意をもよおすんですよ、陣痛って。

――あー、友人に聞きました。うんちが出そうになるんだって。

先生　トイレに行きたくなるんですね。うーんといきんだら、ぼてって産んじゃうんですよ。

――自分は便がしたいんだけど、実際は子どもが出てくる。

先生　だって力の入れ方がまったく一緒なんですよ。はい、便を出して！　便を出して！ っていうんです、ぼくは。

――はははは。

先生　だから便も出てくるんですよ。事前に浣腸《かんちょう》したりしてたのはそのためなんです。

――仰向けの出産はあまりよくないって聞きます。

先生　もともと日本ではどうやってたかっていうと、天井からロープを吊って、こうやってたんですよ（図10）。うんちをする格好が一番力を入れやすい。うーん、って。

――ははははは。

先生　ヨーロッパもみんな一緒なんです。座産《ざざん》といって、座って産んでたんですよ。じゃあ、どうして上向きになったかを調べたら、モリソーっていう産科医がフランスの宮廷で始めたそうなんです。ルイ十四世の奥さんのお産のとき、本当に女王が産んだ子かを確認するために、みんなが見ているところで産ませたからなんです。

――ああ、なるほど。

先生　違う子と入れ替えられたりしないか見る。じゃあ、今はどうして上を向いてるかっていうと、器械を体につけないといけないからですね。赤ちゃんの心音を拾う器械と、子

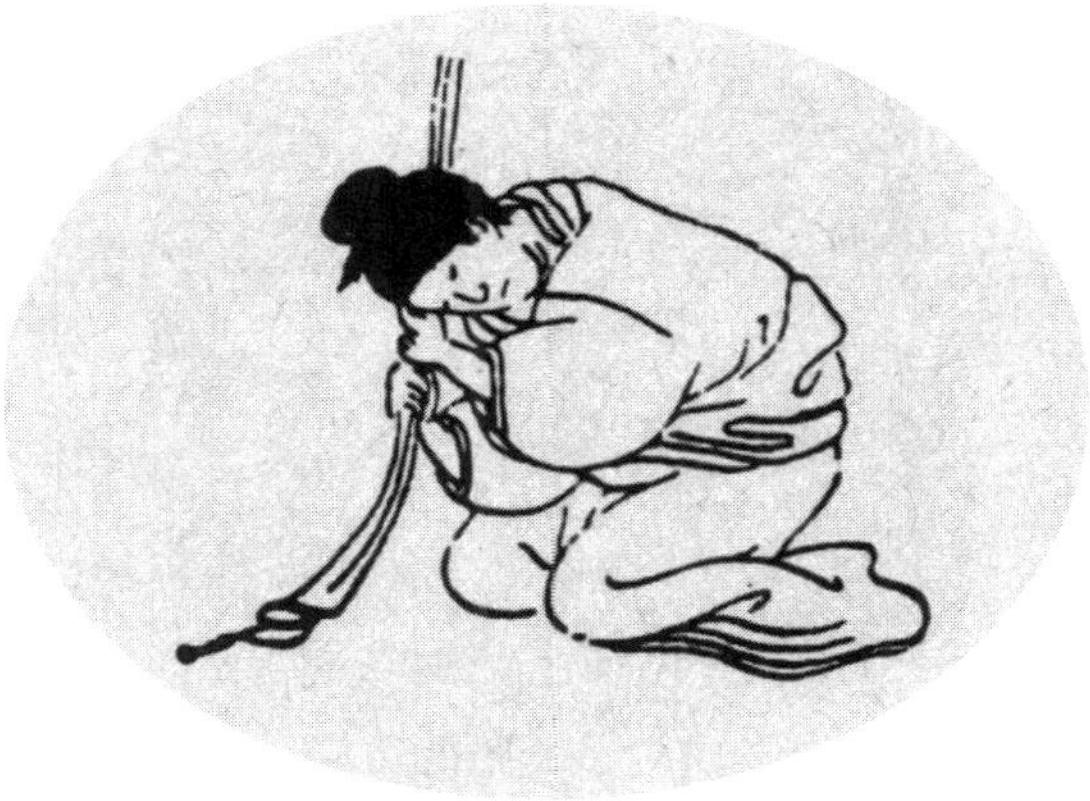

図10　江戸時代の日本のお産（座産）（『図説産婦人科の歴史』1982より）

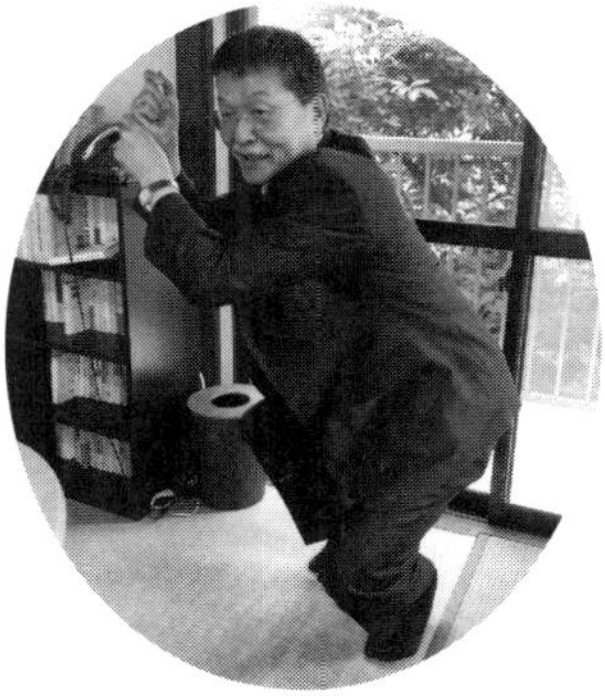

上記の真似をする増﨑先生

宮の収縮を拾う器械を妊婦さんはずーっとつけています。今は動き回ってもいいようにモニターに飛ばせるようになってきてますよ。ぼくの若い頃はみんな仰臥《ぎょうが》位でした。大変です、動けないから。

第四章

胎児を救う！
「人」として
扱う医療を

胎児の声が聞こえた！

――増﨑先生のご著書『密室』（註6）に、胎児の声を聞いた人の話が紹介されていました。胎児の声って本当に聞こえるのでしょうか？

先生　こわいですよねー。横溝正史の小説の世界だと思うけど、ぼくが最初に読んだのは、前に紹介したグッドリンの『Care of the Fetus』ですよ。

――水の中の酸素濃度を増やして、胎児を皮膚呼吸で生かす実験をした人ですね。

先生　そう。彼が自分の話として書いてるんです。分娩室でとんでもないことが起こってるって呼ばれて行ってみたら、妊婦さんがギャーって叫んでた。お腹の中から赤ちゃんの声が聞こえたって。

――お母さんが聞いたんですね。

先生　うん。そういうケースがないか文献を探してみたら、それ以外に二つ見つけました。どちらも、なんかの過程で子宮に空気が入ってるんです。一つは南米で、子宮に空気を入れてレントゲンを撮る検査があったらしいんです。おそらく胎児を浮き上がらせるために空気を入れて、胎児との間にすきまをつくって撮ろうとしたんでしょうね。そのとき泣いたっていうんです。『Care of the Fetus』にあったのは、赤ちゃんの頭が変な向きにはまっているので、内回転でぐるって回したら泣いたと。

——逆子のところで外回転はうかがいましたが、内回転もあるんですね。手を膣から中に突っ込んで回す方法ですか?

先生　そうです。そのときに空気が入ったっていうんです。それで泣いた。お母さんがパニクったのは、胎児が痛がって泣いたと思ったからですね。

——お母さんはそう思うでしょうね。

先生　虐待だ、自分は許せないって。そのお母さん、次はラマーズ法で産んだそうです。

——増﨑先生は胎児の声を聞かれたことはありますか?

先生　いやあ、日本ではないと思いますね。こわいですよ。

——心音を聞くトラウベでは聞けないんですか?

註6　増﨑英明『密室』木星舎、二〇一二

先生　とてもとても。心音なら普通に耳をお母さんに直接あてても聞こえるんですよ。でも泣き声はねぇ。

――そうなんですね。ちょっと初歩的な質問ですが、赤ちゃんって夜中とか早朝に生まれるイメージがあるんですが、実際はどうなんでしょう？

先生　その疑問と関連するのは、潮の満ち引きと関係あるのかっていうやつね。世界中でいわれてますよ。ほかにも、臍帯ってねじれてるんですけど、あれが北半球と南半球で逆だって話もある。潮の満ち引きについては何十万ものお産を調べた人がいますが、まったく関係ないです。夜か昼かも変わらないです。夜に生まれると記憶に残るからでしょうね。たくさん生まれる時刻っていうのはないです。動物は洞窟とか暗いところで産んだほうが安全なので、夜に生まれるイメージがあるけど、人では変わらないですね。調べてみたことあるけど。

胎児を手術する

――帝王切開で失神しそうになった増崎少年が、いつのまにか手術が大好きなお医者さんになったわけですが、何かきっかけとなる症例があったんでしょうか？

先生 一つは腹腔鏡《ふくくうきょう》でしょう。腹腔鏡って今は普通に使っていますけど、ぼくが始めた一九八二年頃は、内科でしか使ってなかったんですよ。肝臓の一部をとるためです。長崎では産婦人科は誰もやってなかった。欧米の本を読むと非常に役に立つとある。だってお腹を切らないでできるわけだからね。じゃあやってみようと思って、内科の先生に一回見せてもらってからやりました。たった一回見ただけですよ、今だったら考えられないなと思うけど。

――ということは、産婦人科で腹腔鏡手術をしたのは先生が日本で初めてですか？

先生 一九七三年から学会があったので、日本では初めてではないです。長崎では間違いなく最初でした。新しいものが好きだったんですよね。

――腹腔鏡で何をご覧になったんですか？

先生 不妊症の人を診たんです。原因のわからない不妊症の六～八割ぐらいは子宮内膜症があって、子どもができません。ちょうど一九八二年頃に子宮内膜症の薬が出たんですね。腹腔鏡で半分ぐらいの人たちに子宮内膜症が見つかったのでその人たちに薬を使ったら、そのうち六割が妊娠した。これってすごいことで、医者を四十年やって、先生は神様ですって一番いわれたのはその頃ですよ。手紙もたくさんもらって、医者冥利《みょうり》に尽きましたね。

――患者さんのために力を尽くすことができたという想いですね。

先生 そうでしょうね。私が仕事にしてきたのは、赤ちゃんの異常を見つけて赤ちゃんを助けることだったんだけど、それってたいして感謝されなかったねえ。だって感謝する本人は子宮の中だからしゃべれないし、お母さんはお腹の中の赤ちゃんに異常があるって聞いてどっぷり落ち込んでるし。うーん、むずかしいですね。

――先生がおっしゃっているのは、超音波の検査で病気が見つかった胎児を生まれる前に治療することですね。

先生 そうですね。

――胎児の治療はいつ頃から始まったんですか？

先生 まず胎児診断があって胎児を治療することになるので、超音波が出てくる前はほとんどゼロです。見えなかったから。

――見えるようになってからなんですね。

先生 そうです。はじめに見つかったのは、無脳児です。生きていけないので出産をあきらめるんですね。一番最初に助かった病気で、超音波診断が本当に役に立ったと思ったのは、十二指腸閉鎖です。生まれた新生児の写真を撮ると胃袋以外にもう一つ袋が映るんです。胎児のときも二つ見えるのでそれで診断がつく。片方は胃で、もう片方は十二指腸です。最初に見つけたとき、生まれたら小児外科の先生に手術してもらわないといけないから、「先生、これ十二指腸閉鎖だと思うんですよ」って写真見せたら、その講師の先生なんといったか、ほんとに忘れられない。「生まれて本当にそうだったら来てください」って。

——ああ。

先生 卒業して六、七年目だったからね。胎児を診断するというようなことは世の中に一切イメージとしてなかったってことです。小児外科の先生さえ知らなかった。ぼくのことを信用してないのね、この人には理解しがたいことなんだなあって思いましたよ。あれは忘れないねえ、まあ、医学ってそういうものなんだなあ。

十二指腸閉鎖の次に見つけたのは、横隔膜ヘルニアでしたね。腸が胸に入っちゃうんです。生まれたら呼吸できない。それを超音波で見つけたので、今度は小児外科の教授に写真をもっていって、「先生、これ横隔膜ヘルニアだと思います」っていったら、「そうですか、わかりました。じゃあ、生まれたら連絡してください」って。

――外科の先生方は自分たちの領域に入ったら対応します、という感覚しかなかったということですね。

先生　最初はそこから始まったんです。だんだん、たしかにあいつがいってくるとそうだなってことになって、じゃあ、待機しておきますってなるんだけど、出だしはそんなもんでしたね。

――胎児の段階では、はい、手術をしますとはならないんですね。

先生　たとえば横隔膜ヘルニアだったら、本当に生きるか死ぬかという状況なので、ベッドを二つ並べておいて、生まれたら隣りに持っていってすぐに手術するんです。それぐらいしないと助からない。それを生まれたら連絡してくださいっていう時代だったっていうことです。

――子宮に入ったまま胎児の手術ができるようになったのはいつ頃なんですか？

先生　一九八〇年代からやり出したんですけど、何をやったかっていうと、たまった水を抜くこと。最初はそれぐらいしかできなかったんです。超音波で見ると、水がたまってるからそこに針を刺して中の水を抜く。たとえば、水頭症は頭の中に髄液《ずいえき》がたまるんですが、頭を針で刺して、中の液を抜くんです。かたちだけは普通に戻ります。ところが生まれたあと元に戻らない。普通にならないんです。そういうことがアメリカでわかったから、水頭症には手をつけなくなりました。胎児水腫といって、胎児の胸や腹に水がたまって皮膚がぶよぶよになる病気については、原因にもよるんだけど、針で水を抜いたあとに、血液やタンパク質を入れて治癒《ちゆ》することがありました。

次は腎臓か膀胱かなあ。今の時点で一番役に立ってるのは、双子ちゃんの胎盤で血管がつながっているケースです。少し圧が違うと一人が多血症で、一人が縮んで貧血になったりするんですね。つながった血管をレーザーを入れて焼くとそれぞれの循環が別々になって、血流が行き来しなくなる。これはきわめて有効ですね。これは絶対やるべき手術で、全世界でやっています。普通に行われていて有効性が確実なのはこれがほぼ唯一です。

——すごいですね。

先生　次に役に立ったのはね、さきほど赤ちゃんの膀胱の話をしましたけど、男の子で尿道の途中に弁ができておしっこが出せなくなる子がいるんですよ。膀胱がこんな大きくなってお腹が尿でいっぱいいっぱいになるのでS字状のチューブを膀胱に入れる。すると、おしっこがたまると外に出て羊水になります。

——おしっこの出口をつくってあげるんですね。

先生　うん。ただもともと大事なところは生まれてから手術しないといけません。だから、まあまあ役立っているというレベルですね。それ以外では不整脈の胎児の薬物療法が有効ですが、内科的治療です。

――形態の異常がわかっても手術はできないんですか？

先生　一番期待されているのは、脊髄髄膜瘤《せきずいずいまくりゅう》といって背中にこぶができる病気です。アメリカやヨーロッパで非常に多いんです。日本の何倍も多い。生まれると、こぶより下は全部麻痺してしまう。脊髄損傷と一緒です。便もおしっこも垂れ流しで、普通には歩けない。生まれたときからそうなるので、欧米ではこれが出生前診断の一番のターゲットなんです。出生前診断はここから始まったんです。こぶって神経だから、アルファフェトプロテインって物質が羊水に出るんですね、それを測ったんですよ。これが最初の出生前診断なんです。

――ダウン症ではないんですね。

先生　最初はダウン症じゃないんです。

――生きて生まれてくるけど治療法がなかった。だから胎児期に手術しようと？

先生　胎児期は神経の可塑性《かそせい》があるので、胎児の段階で手術すれば戻るんじゃないかという期待があったんですね。なので、頭は子宮に入ったまま、こぶのある下半身だけ産ませて手術して、終わったらまた戻すということをアメリカやヨーロッパでは実験的にやってます。でもこれは、まだ未完成ですよ。ぼくはiPS細胞の応用、つまり再生医療を期待したいと思うんですけどね。

――増﨑先生が一番最初になさった胎児治療はどのような症例だったんですか？

先生　肺の中に大きな腫瘍ができている子です。生まれたら片方の肺だけで呼吸しないといけないから苦しい。だから、胎児期に針を刺して腫瘍の中身を抜く。するとまた水がたまってくるのでまた抜く。水を抜けば腫瘍は小さくなって、生まれたらすぐ肺に空気が入ってふくらむわけです。

――腫瘍は生まれてからまた大きくなるんですか？

先生　生まれたら手術で切除します。CCAM、先天性のう胞性腺腫様奇形《ほうせいせんしゅようきけい》という病気です。

――それが増﨑先生の最初の胎児治療ですか。

先生　ほかにも、さきほどいった胎児水腫とか、尿道閉塞《へいそく》とか、外科疾患もあれば、不整脈の薬物療法、内科治療もやりました。一九九〇年ぐらいですかね。

――胎児手術はここ三十年の話なんですね。

先生　ぼくがやったから、次に誰かやってる人がいるかっていうと長崎にはあまりいないですね。保険診療じゃないですし。でもこの子は元気にしてますよ。

――三十歳ぐらいですね。

先生　そうだねえ。本人は手術されたことも知らない。医療ってむずかしいですよね。ぼくらの時代だったからある意味でそんな実験的なことができたかもしれないけど、今後はますますむずかしくなるでしょうね。

スクリーニングで病気を発見

――胎児を治療する際の具体的なプロセスを教えてください。どういう段階で病気が見つかって、見つかったら次に何をなさるんですか。

先生　ある時代から、胎児のスクリーニングっていうのを始めたんですね。つまりすべての胎児を診る。二十週になったら全員診るんです。頭のどこ、胸のどこ、お腹のどこって診る場所を決めて、異常の有無を全部チェックする。それからは、生まれて初めてこんな病気があったってわかるということはなくなって、お腹の中でほとんど見つかるようになった。胎児期の病気って、大人では起こらない病気がいっぱいあるんです。大人の病気は三千ぐらいですけど、胎児はもっと多い。生まれたら死んじゃう病気がたくさんあるので。

――ああ……。

先生 診断したら治療できるかっていうとそうではなくて、ただ見つけただけっていう時代が長かったんです。生まれてから治療できるものでも胎児期に診断がついたから予後がよくなるのか、あるいは、診断しようがしなかろうが、生まれてから治療すれば一緒なのか、それもわからないわけです。やったことがないから比べるものがない。それがずーっと長い期間続いた。世界中でも十分なデータは出てこない。

――増﨑先生がスクリーニングを始めたのはいつ頃ですか？

先生 北九州市立八幡病院から大学に帰ってきてからですね。三十年ぐらい前でしょうか。一九八八年頃ですね。組織としてやったわけじゃなくて、最初は個人技ですよ。

――病気が見つかりました、でも治療はできない、そして、どうなさるのですか？

先生 頭に水がたまっている、水頭症だ、説明するのがつらいのねえ。

――説明はするんですね。

先生 もちろん。しなければ意味がありませんから。頭はとくにお母さんお父さんには、インパクト大きいです。水頭症があると一定の確率でダウン症もあるので、羊水で染色体検査もした。水頭症の子が生まれたら、シャント手術といってチューブを頭に入れて皮膚の下を通してお腹とか胸の中に髄液を捨てていくんです。それで普通に戻る子もいるし、障害がひどくて寝たきりだとかいろいろですね。この子は大丈夫ですっていえるものは何もない。治療したらよくなるものもあるけど、頭のことは一番わからないです。でも、横隔膜ヘルニアは見つけたら半分の子は助かる。そういう説明をするわけです。

――決断するのはご夫婦ですよね。

先生 決断するというか、手術するしかないです。拒否する人はいないです。みんな受け入れます。両親って強いですよ。受け止めきれない人がいっぱいいるようなイメージがありますが、そんなことはない。お母さんが強い。ときどきお父さんは逃げ出しますね。自分のお腹にいるのと、外にいるのとでは感覚が違うんでしょうね。

中絶について

――病気の話は改めて詳しくうかがいますが、産婦人科で避けては通れないのが中絶です。増崎先生は、これまでどのように向き合ってこられたのかうかがってよろしいですか？

先生　中絶は、いったい誰が決めるんだろうって悩みます。お父さんお母さんに子どもは所属してるのかなあ、それとも独立した存在なのかなあって。国によっていろいろですし、宗教によっても違いますね。それは切り離して考えられないです。とくに母親はね。だからお父さんがあんまり強くいい出すと、私は止めますね。あなたじゃなくて、お母さんの意見を聞いてるんですって、ついいっちゃいます。

――そんな病気だったら中絶してほしいと思う父親は多いんでしょうか。

先生　治療するかどうかというときに、危険が及ぶのはお母さんだけです。お父さんはあくまでも外にいて見てるだけ。五対五じゃないと思うんですね。母親はやっぱり特別だと思うんです、子どもにとって。もちろん父親にとっても大事ではあるんですが。

――ええ。

先生　ぼくが中絶について人にわかりやすく説明するときは、「法律があります、法律は守らなければなりません」といいます。「日本には母体保護法があって、満二十二週になったらいかなる理由があろうと、赤ちゃんを死なせるわけにはいきません。たとえ生まれて死んでしまうとわかっていてもできないことです」っていいます。日本はそれがあるからまだ説明しやすいんです。ヨーロッパの多くの国には日本と違って胎児条項があるんです。

――胎児条項というのは、胎児に異常があった場合は、それを理由に中絶してもかまわないと法律に明記することですね。

先生 そうです。イギリスとフランスには胎児条項がある。イギリスに行くと、たとえばダウン症ってわかったら、生きていける子でも、親の希望があって医師二人のサインがあれば、妊娠週数に関係なく、お母さんに産ませるんじゃなくてお腹の中で殺しちゃうんです。日本じゃ絶対考えられないことです。

――どうやって殺すんですか。

先生 KCLを注入するんですよ。

――塩化カリウムですか。

先生 そうです。あれは見たくなかった。

――殺してから帝王切開するんでしょうか？

先生 いや、自然分娩です。分娩はまた別の人が対応するんです。日本人ってよく、日本人がやってることはおかしい、外国ではそんないやなことはされてないっていいますが、大間違いですよ。日本人とは規範になる元にあるものが違うんじゃないのかなあ。その部分が一番いやでした。この人たちとはわかりあえないって思いました。でも向こうからいわせると、どうして日本は、っていう。

――日本の何に対してイギリス人は疑問をもつんですか？

先生　どうして二十二週を越えたら中絶できないのかって。ドイツは昔は胎児条項があったんですけど、障害児の差別に配慮するといって一九九四年にやめたんです。だからドイツ人で中絶したい人はフランスに行くんですよ。日本人も日本でできないことをするときはタイに行ったり韓国に行ったりしていましたよね。産み分けとか、代理出産とかね。さすがに今はできなくなりましたが。人って徹底的にやるんですね、それ何かおかしいんじゃないかって思うことがあるんですよ。

――日本の二十二週という数字の根拠は何ですか？

先生　ぼくが医学生だったころは二十八週だったんですよ。なぜかというと、二十八週を越えたら生きていけるからですよ。

――単独で？

先生　うん。二十六週で早産したら生きていけないけど、二十八週だったら生きていける。

だから中絶できるという理屈です。未熟児医療がどんどん発達して、小さくても生きられるようになって、一九七九年に二十四週になったんです。

——医療の発達が早めたんですね。

先生　今はもっと進んだから二十二週です。世界で中絶を法律で許可しているところも、多くは二十四週で止めてます。二十二週から二十四週の間ってかなり微妙で、受け入れられる病院はめったにないですし、開業医の先生ではまずむずかしい。超音波で胎児が見えるようになって、ある意味あいまいさがなくなって、かえって大変になっている部分があると思います。

——先生が新しい産婦人科医に指導する場合、中絶はとくに大学病院では避けては通れない問題だと思うのですが、先生ご自身も含め、どういうふうに受け入れていらっしゃるんでしょうか。

先生　ケースバイケースですね。今は一年に十七万人ぐらい中絶されています。

——なぜそんないっぱいいるんですか？

先生　無駄な妊娠があるんです。無駄っていったらあれだけど。

——産むつもりもないのに。

先生　そう、産むつもりもないのに妊娠してるからなんですよ。避妊すべきなんです。まずそれをいわなきゃいけない。傷つかない人はいないんです。本人も傷つくし、やってる医者も傷ついてるんです。医者はそんなのいわないけど。

――そうですね。

先生　ぼくらは、やりたくてやってるわけじゃない、全然。とくに大学にいる人間はそうです。開業するとかなりお金になるのでね、少し考えが違うかもしれない。産婦人科が斜めになった理由のひとつはそれが減ったからです。中絶数は今、おおよそ一年に一万件ずつ減少しています。いいことです。一九九九年にピルが解禁されて、避妊がちゃんとできるようになってきたんですね。それまで日本ではコンドームしかなかったから。だから、産婦人科医が中絶をしなければ誰がするんですかっていう職業倫理しかないです。今は職業上というしかない。産婦人科をやる以上は。

――そうですね。先生は産婦人科医になったわけですが、そのことは……。

先生　したくないです、一番したくないのが人工妊娠中絶です。若い人にしっかり性教育をすることが必要なんです。

――産婦人科医になったということは、それでも向き合う必要はあったわけですね。

先生　もちろん、若い頃はしていました。十年目以降はほとんどやってないです。つまり若い医師の仕事なんです。大部分は開業医の先生の仕事です。大学病院にまわってくるのは、心臓が悪くて中絶しなくちゃいけないとか、きわめて少ない症例で、一年に十例もありません。あとは、たとえば小学生で妊娠しちゃったとか、そういう場合は来ます。だから表と裏なんですよ。表もあれば裏もある。そういう部分を担わされてるわけです。障害者への強制不妊手術に関連して母体保護法が優生保護法だった頃のことが報道されていますけど、当時の法律に則《のっと》って行われたわけですから少なくとも個々の産婦人科医が責められることはないはずですよね。職業として求められてやってきたということだから。あれを責めるんだったら法律が悪かったといってもらわないといけない。

――そうですね。

先生　中絶も同じで、望む人がいるから法律に則ってやってるわけです。産婦人科に限ったことではないけど、医者という仕事は基本的に3Kです。きつくて、きたなくて、危険。ある意味でね。お産という喜びがあり、中絶という悲しみがある。表と裏。光と影の両面が産婦人科という仕事にはあるんです。

――話してくださってありがとうございます。これまで中絶に携《たずさ》わる医師の肉声を聞くことはほとんどありませんでしたから。しかしその反面、神々《こうごう》しい瞬間に立ち会えるのが産婦人科医ですね。

先生　学生にいうのはそっちのことばっかりですよ。楽しいよー、みんな喜ぶしーって、はははは。産婦人科は3Kってよくいわれたけど、ぼくは4Kっていうんですよ。感動、心、興味、四つ目が、高収入。これで学生を口説き落とすんです。これ教授のときにつくって、日本中でこれ使ってくださいって、いってるんだけど。とにかく産婦人科医が少なくなってたから、二〇〇六年の頃のバッシングで（註7）。

――裁判がたくさん起こりましたからね。

先生　うん、中絶の問題は、いる妊娠かいらない妊娠かを考えてから妊娠してほしいっていうのが一番きれいな答えなんだけど、そうは問屋が卸《おろ》さないわけですよ。

――ええ。

先生　レイプもあるし。

註7　帝王切開手術を受けた女性が死亡したことについて執刀医が二〇〇六年に逮捕された福島県立大野病院の事件（医師は無罪確定）や、出産中の女性が脳出血を起こし、転送先の病院で出産後に死亡した奈良県の大淀町立大淀病院事件（原告の損害賠償請求は棄却）などを機に、「たらい回し」「態勢不備」などマスコミによる批判が相次いだ。

――そうですね。

先生　ほかにもいっぱいいいろいろありますよ。

宗教上の理由

――宗教上の問題に直面されたことはありますか？　「エホバの証人」の信者さんで輸血を拒否されたという事件が過去に報じられましたが。

先生　いっぱいあります。大学病院以外、ほとんど引き受けませんからね。たとえば帝王切開するときは、思いがけず出血しますから、そのときはどうしても輸血が必要なんですよ。でも輸血はだめだといわれたら、今は、代用血液とか水とかで、もたせるわけです。

――生理食塩水のようなものですか。

先生　そうですね。宗教って大変ですよ。困ったことはいっぱいありました。

――どういう事例がありましたか。

先生　外国の例ですけど、無脳症の子が見つかって、無脳症はみんな中絶されるので中絶しますよっていうと、「いや、この子は神様が理由があってつくられたのだから人のためになってほしい、生まれてきたら人工呼吸器をつけてそのまま大きくして、臓器提供してください」と。実際に移植されたり、裁判になった例もあります。正しいような間違ってるような、もうよくわかんないけど。

――移植用臓器の話は聞いたことがあります。

先生　「エホバの証人」の人たちにもいろんな段階や考えがあるらしいです。たとえば、いったん血液を外に出す。自己血輸血っていうんですが、出血しそうな人は事前にとっておいて戻す。自分の血液だからいいと思うんだけど、いったん外に出たらだめだっていうんです。なぜだめなのかわからない。医学的科学的に考えてもわからないです。

――ああ。

先生　死んでもいいというわけです。死んでもよくないのはこっちですよ。こっちは死んでほしくない。殺したら罪になるじゃないですか。なるんですよ。死刑執行の刑務官と同じで、その人は一生それを抱えて生きていくわけですよ。なぜそんなことしなきゃいけないんでしょう。「エホバの証人」の人は死んでいいですって誓約書にサインするんだけど、自分の気持ちはそれでいいかもしれないけど、こっちの気持ちはすまないんですよ。だから、あなたはいいかもしれないけど、私はいやだっていってあげるんだけど。だけど手術が必要な人は手術をするわけです。でもしたくないですよ。なんでこんなわけのわからない宗教があるんだろうって思わざるを得ないです。

――輸血せずに手術されたんですね？

先生　輸血しません よ。したら訴えられて負けます。いくつか例があるんです。輸血しないと病院で決めてます。

――亡くなっても誓約書があるから病院の責任は問われないんですね？

先生　ところが、本人は信者でも、お父さんお母さんは信者じゃなかったりするんです。それで訴えられるんです。訴訟の世界です。さわらぬ神に祟《たた》りなしっていう言葉があるけど、誰だってやりたくないですよ、正直。

それでも続けた理由

――そういったむずかしい側面もある中で、それでも四十年間、産婦人科医を続けてこられたのはなぜだったんでしょうか？

先生　胎児がおもしろいからですよ。ぼく以前には、胎児がなかった。ぼくの前の教授も、その前の教授も、先輩たちも誰一人、胎児を生きたまま見た人はいなかった。だから自由にやれた。だから楽しかった。だから続けられた。胎児は、新しい患者さんなんです。

――ああ、そうか！　現代に新しく登場した患者さんたちなんだ……。

先生　今まで誰も患者だと思ってなかった。お母さんの付属物だと思われてたものが、一人の人として診断とか治療の対象になったってことですよ。お礼はいってくれないけど、ははは。

――胎児が一人の人として診断や治療の対象になったということは法律に定義されていますか？

先生　日本では今でも胎児は人じゃないです。人は出生に始まる。だから診療の対象でもないし、保険も通らないんです。民法第三条に「私権の享有は、出生に始まる」とある通り。

――保険診療じゃないんですね。

先生　双子のレーザー治療が保険を通ったのは、お母さんの治療としてなんです。胎児はいまだに法的には人じゃない。見かけはどうみたって人ですよ。でも、普通の人じゃないですね。見かけは人だけど、ちょっと人ではないかもしれない。むしろ神様の領域にいるのかもしれない。

――長崎大学以外で、増崎先生の前に画像診断をやっていた先生はいますか?

先生　もちろんいます。順天堂大学の和賀井敏夫先生が一九八七年に『超音波診断法事始』という本を書いていますが、一九五〇年頃から研究を始めています。しかしどうしてだか、最初は脳外科ですね、日本も外国も。本来、超音波は氷山や潜水艦を対象としたように、水の中のものを見つけるのが得意なので、羊水中の胎児は格好の研究材料だったと思うんですが、実際は遅くて、一九六〇年代からですね。イギリスのイアン・ドナルドらが始めています。イギリスに行ったとき、最初に画像を見て診断するっていう試験をされたんですけど、ほとんど100パーセントわかったので、君は何しに来たんだっていわれたね。君は完璧だ、って。ぼくは、医療制度の違いを見たいと思って実際それを研究してきたんですけど、ほんとはただイギリスに住んでみたかったってだけで、はははは。行ってよかったですよ。

――いつ行かれたんですか?

先生　一九九九年から十か月です。ロンドン大学のセントジョージ病院フィータル・メデ

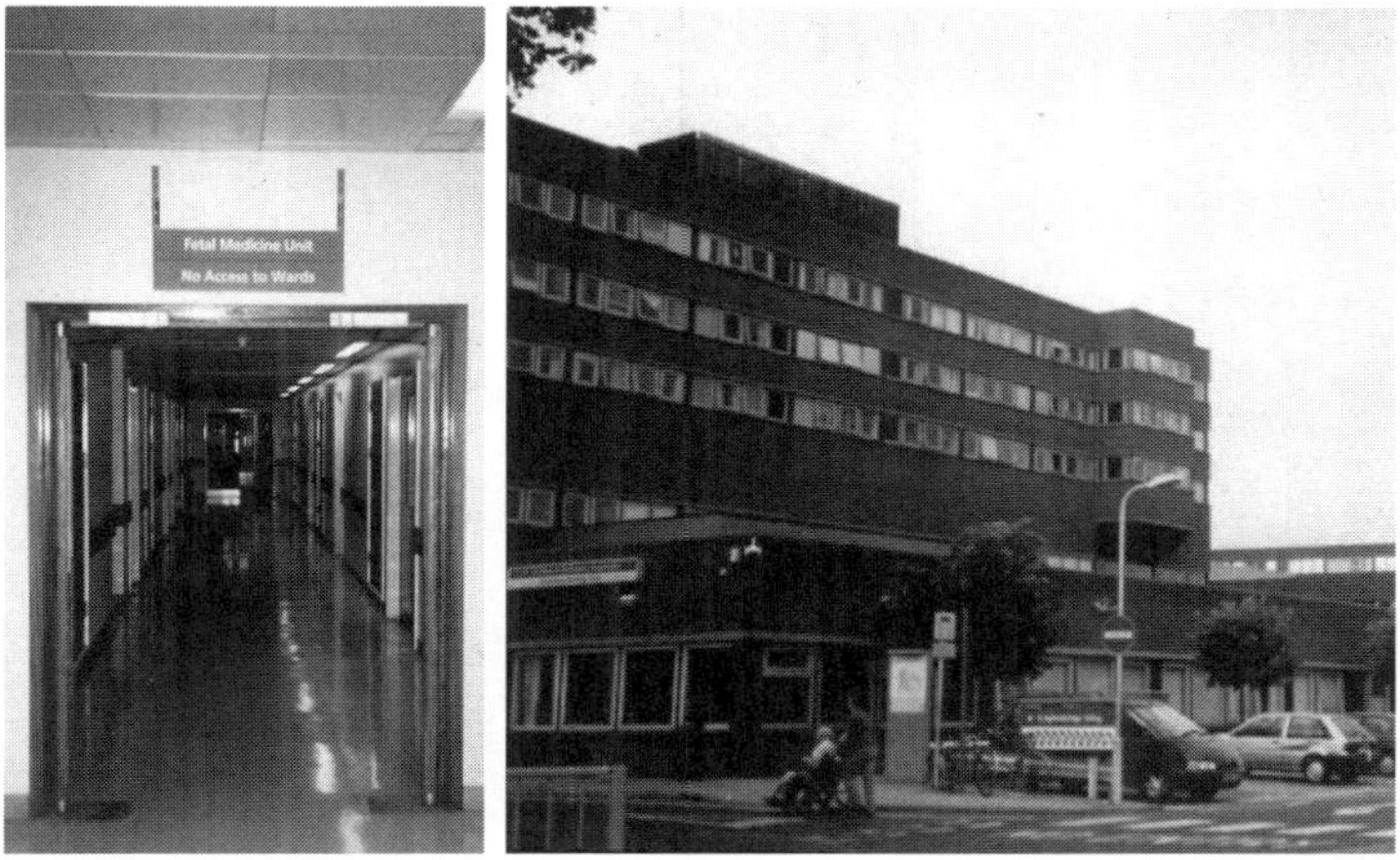

図11　ロンドン大学セントジョージ病院フィータル・メディスン・ユニット

イスン・ユニット（FMU）というところです（図11）。イアン・ドナルドの弟子のステュアート・キャンベル教授がボスでした。

――フィータル・メディスンということは、まさに胎児医療ですね。

先生　そればっかりやってました。胎児医療といっても、レーザーを使うぐらいですが上手とは思わなかったねえ。子宮から胎児を半分出してやる胎児手術はまだなかった時代です。

――ロンドンでのお話はのちほど改めて聞かせてください。

第五章

胎児の表情七変化

みんな生まれる前から笑ってた

胎児は泣いて笑って夢を見る

——前章で、子宮の中にいる胎児の泣き声を聞く、聞かないというちょっとこわい話がありましたが、赤ちゃんは生まれてすぐ泣きますよね。あれはなぜですか？

先生 ぼくはお腹の中でも泣いてるって思ってるんですよ。

——そうなんですか？

先生 ただ声が出ない。水の中だから。

——ああ。

先生 「アビス」っていう映画がありますよね。

——「タイタニック」を撮ったジェームズ・キャメロン監督の作品ですね。

先生 うん。行方不明になった原子力潜水艦を探す作業員が、潜水したまま海の中で活動できるように、液体に浸《ひた》ったまま呼吸する場面があるんですよ。

——液体呼吸ですね。アニメの「エヴァンゲリオン」にも出てきます。主人公の肺まで

ＬＣＬっていう液体に満たされた状態で操縦する。元ネタは「アビス」だという説もあるようですが、ヘルメットの中に液体が注入されたとき、主人公が少しパニックになるシーンがありました。

先生　ぼく「エヴァンゲリオン」は全編見たんだけど、あのヘルメットのシーンは第一回にしか出てこないね。たぶん、液体の中では声が出ないからじゃないかなあ。言葉が出なきゃ話にならんし。

――全編ご覧になったとはすごいですねえ。胎児の話に戻りますが、生まれてすぐ泣くんじゃなくて、今までお腹の中でやってきたことを外でもやってるだけだというわけですね。

先生　やってることは同じだけど、環境が変わって肺に空気が入って、わーっと声が出るんです。写真を見てわかるように、あの顔泣いてますよ（図12）。

――ほんとですね。泣き顔ですね。

先生　明らかに声も出してるんですよ。ぼくらだって水の中にごぼっと入って、うわっと声は出ますよね。それは空気があるからですけどね。子宮の中は水しかありません。胎児は口の中も鼻の中も全部水です。あーって声を出しても水の中に水が出るだけ。音になってるかどうか知りたくて工学部の教授のところに行ったことがあるんです。おそらく波動は出てるから、それを拾ってくれないか、低音かもしれないけど音はあるんじゃないかと思うんだよねって相談したんだけど、ははは って笑われて、無理だねっていわれた。

——あー。

先生 やれたらおもしろいと思うんだけど。必ず声出してると思う。だけど何週から泣いてるかはわからないです。小さく生まれた子も、ぴーって泣きますからね、猫みたいに。

——そもそも胎児はどの程度、お母さんのお腹の中で寝起きしているんでしょう。

先生 胎児はずっと寝てるんですよ。お母さんが寝ていようが起きていようが胎児はずっと寝てる。寝たり起きたりしてるっていう人がいるけど、あれは間違ってるんです。レム睡眠とノンレム睡眠を繰り返してるんです。

——写真を見ると、目を開けている胎児がいますね。目を開けたまま寝ているんですか。

先生 新生児だと、覚醒《かくせい》っていうのは目を開けていることです。それ以外は脳波をとらないとわかりません。目を開けていれば、覚《さと》って醒《さ》めるというんです。けれども胎児の場合、だからといって覚醒しているかどうか判断するのはむずかしい。ぼくの一年先輩の女医さんがやった研究をぜひ紹介したいと思うんですけど、普通じゃ思いつかないすばらしい研究ですよ(註8)。

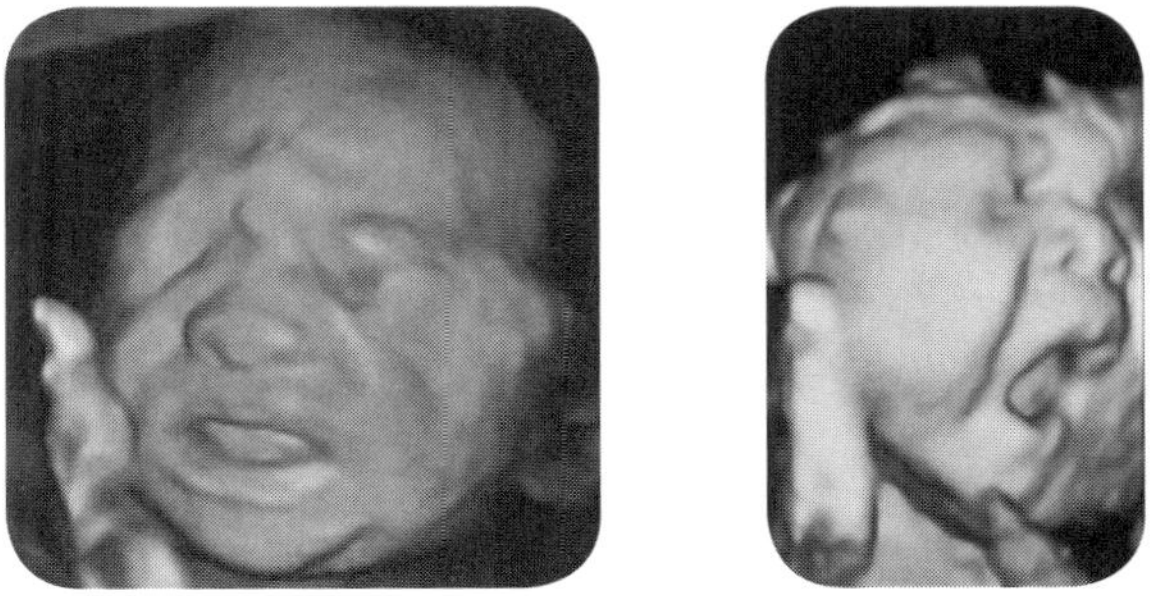

図12　胎児の泣き顔（著者提供）

――それはぜひ聞かせてください。

先生　新生児って生まれたら脳波をとれるんです。脳波を見れば、睡眠覚醒レベルっていうんですが、レム睡眠かノンレム睡眠か覚醒してるかがわかるんですね。脳波と同時に新生児の心拍数と呼吸と体動を見ると、レム睡眠のときは、ラピッド・アイ・ムーブメントといって、目をぐりぐり動かしてるときは心拍数が上がって呼吸が荒くて体動があるんです。ところがノンレム睡眠のときはぐーっと深い体の眠りに入ってるから、まったく動かない。心拍数も少なくなって呼吸もスヤスヤスヤーって寝てるんですね。ぼくらもレム睡眠とノンレム睡眠を繰り返してるんですが、レム睡眠のときはほとんど覚醒に近くなってる。そうすると夢を見ます。胎児って、このレム睡眠がものすごく長いんですよ。つまり胎児は夢ばっかり見てるんですよ。

——わーっ！

先生　『ドグラ・マグラ』（一九三五）ってあるじゃないですか。

——夢野久作《ゆめのきゅうさく》！　読んだら精神に異常をきたすといわれる怪奇小説ですね。『ドグラ・マグラ』には胎児の夢を研究した学者の話が出てきますね。

先生　まさにあれですよ。どうして夢野久作はあんなことがわかったんだろうって思うんですけど、すごいなと思う。ははは、すぐ脱線しちゃうけど、人間のレム睡眠とノンレム睡眠の割合を調べた一九六〇年頃の研究があって、ノンレム睡眠の割合は一生ほとんど変わらないんですが、レム睡眠は子どものときがすごく多いんです。レム睡眠の割合がだんだん減って、覚醒に入れ替わっていく。つまり年をとると、夢を見なくなるんです。

——私はまだすごく夢を見ます。

先生　私もよく見るんです。色ついてます？

——いや、ついてないです。

先生　ぼく、色がついてない夢は見たことない。だから夢は色ついてるもんだと子どものときから思っていて、昨日の夢に色ついてたっていう奴がいて、え、何いってるのって思った。また脱線しちゃった。

――ははは。

先生 それでね、その女医さんは、レム睡眠がどんどん減ってノンレム睡眠は変わらないっていうことを胎児期で調べてみようと思ったわけですよ。早い時期の胎児ほどレム睡眠の割合が多いんじゃないか。

――それはすごくおもしろいですね。

先生 でしょ？ 胎児は、脳波は測れないけど、心拍数は測れるんです。新生児でとった心拍数と脳波のパターンを参考にしながら、胎児期のレム睡眠とノンレム睡眠のパーセンテージをとると、生まれたあとのパターンにきれいにつながるんです。胎児ができて早ければ早いほど、レム睡眠が多いとわかりました。予想通りです。

註8 安永昌子・増﨑英明ほか「胎児の behavioral states について―3時間NSTに関する検討」産婦人科の実際 36: 631-641, 1987

赤ちゃんを左側に抱く理由

先生　それからもう一つ、新生児を調べていると、尋常じゃない激しい心拍数の変化が二分以上続くことがあるんですが、そういうときは目を開けてるんですよ。脳波は覚醒のパターンをとる。胎児でもそういうものがあるかどうか調べたんですよ。そうすると、いよいよ生まれる前の三十六週とか三十七週になると、そういう激しい心拍数がとれるんですね。目を開けてるかどうかは見ていないんですが、おそらく脳は覚醒してる。目を開けてるかどうか観察するのは大変な仕事で、誰か若い人がやってくれないかなって思ってるんだけど。すばらしい思いつきなんですよ、これは。でも誰も追試しない。

――胎児が覚醒していたらおもしろいです。目を開けているかどうかは未確認なんですね。

先生　超音波で胎児がときどき目を開けるのは確認していますが、心拍数と同時には調べてないんです。当時は心拍数の計測と画像診断をどちらも超音波を使ってやってたので、ハウリングを起こして画像がきれいにとれなかったんですね。今だと周波数を変えればいいから、誰かやればいいんですが。

——研究してほしいですねえ。それだけ胎児が成長して、音が耳に入っているということではありませんか。

先生 音はもっと前から聞こえてると思うんです。赤ちゃんが元気かどうか診るのに、心拍数をとりながら音を聞かせる検査があるんです。赤ちゃんが動くと心拍数が上がるんですね。心拍数って心臓がコントロールしてるように見えるけど、実は脳幹《のうかん》なんです。ここがやられるとまったく水平になる。脳死状態です。つまり、音を聞かせる検査は胎児の状況が悪くなっていないのを診るテストなんです。

——どんな音を聞かせるんですか？

先生 ブーっていう音。

——機械音ですね。

先生 ひげ剃りみたいな音です。これをお腹に引っ付ける。音なのか振動なのか区別つかないですね。弱った子がびっくりしてガタッと具合が悪くなったっていうことがあったので、今はもうあまりしなくなりましたけど。子宮の中ってめちゃくちゃやかましいんですよ。お母さんの心臓は子宮に接してますから、おそらく、ドッコンドッコンドッコンドッコンってずーっといってますよ。ずーっと聞いてたら、たまらんですよ。ノイローゼになる。ぼくらの耳の音って聞いたことあるでしょう?

——はい、静かな場所にいると「シーン」って聞こえますが、ふだんはいろんな音にマスクされて聞こえません。

先生　胎児も同じで、おそらくマスクされて聞こえなくなってるんです。生まれてから赤ちゃんをお母さんの心臓のほうにもっていくと泣き止む理由はそれだというんです。お母さんってたいがい子どもの頭を心臓のほうにもっていくんです。赤ちゃんの側からいえば、お腹の中の音と同じだから静かになる。お母さん側からすると、赤ちゃんがだまるから自然に左側に抱く。西洋人も日本人も一緒です。母子像ってあるけど、70パーセントから80パーセントは赤ちゃんを左に抱いてますよ。

——幼い子どもにお母さんの心臓音を録音した音源を聞かせたら落ち着く、という話がありますね。

先生　お人形さんにその音源を入れて売りだしたらけっこう売れたんですよ。今も売ってると思います。それをつくった先生は、マイクロホンを飲み込んで胃袋まで入れて何が聞こえるのかを調べたんです。たしかに何かの音が聞こえたらしい。どんな音がどのくらい聞こえたんでしょうね。体の中の音、心臓の音のほうが大きいんじゃないかな。しかも胎児は水の中に入ってるわけですから。胃の中は空気があるので子宮の中とは違うわけですよ。おもしろい実験だけど、あんまり科学的じゃないですよね、はははは。胎児がいるのは密室ですから、何をいってもかまわないっていう風潮がけっこうあったんですが、見えるようになって、そうそういえなくなった。でもね、胎児は泣いてますよ、顔見たら絶対泣いてますもん。笑ってる顔もしてるけど、本当に笑ってるかはわからない。胎児の泣き声を聞いてみたいね。

——なんか口をすぼめてますね(図13)。

先生 チューしてる顔ね。新生児も唇の先をちょっとさわるとチューッとしますよ。これは吸てつ反射っていうんですけど。胎児も唇に何かがふれてるんですよ。かわいいやろ、チュッてね。びっくらこんですよ、はははは。

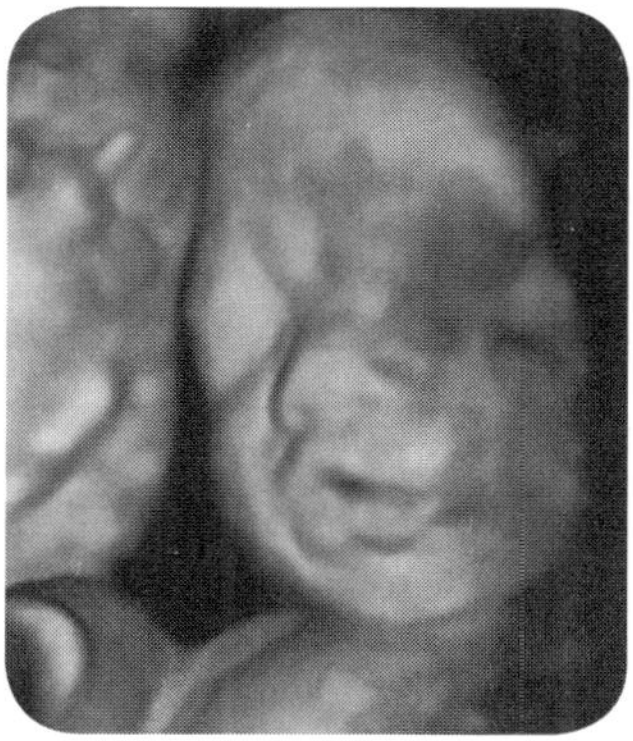

図13　口をすぼめる胎児（著者提供）

胎児の表情を観察する

——胎児は本当にいろんな表情をしていますね。笑ってますねえ（図14）。

先生　笑ってるみたいでしょ。でもね、表情って、どんな顔をしても、見る側が、ああ、笑ってると思ったら笑ってることになる。笑ってないと思えば笑ってないわけです。

——表情っていつ頃から出てくるんですか？

先生　一番早いのは二十五、六週で、ニヤッと笑う子はいますね。というか、ひきつってるんです。ひきつった顔が笑ってるように見える。ピクッとしたりする。

——それまでは無表情なんですか。

先生　胎児はたいがい無表情です。レム睡眠のときは動くけど、ノンレム睡眠のときは目をつぶってだまーってますよ。無表情の無表情。レム睡眠になると、むにゅむにゅっと動き出す。お？　みたいな。何を考えてるかわからないけどね。だから、レム睡眠のときに見ないとおもしろくないですね。ノンレム睡眠だと、お母さん、動きませんねーっ、退屈ねーって。見てる側も退屈で、次の人が待ってるから、ちょっとお母さん、揺らすよーっていって動かしたり、突っついたりする。

——それで胎児が起きるんですね。先生ご自身が、胎児に表情があるのに気がついたのはいつ頃ですか？

先生　二〇〇〇年に入ってかなり上等な立体表示できる器械が出てからですね。一九八五年頃に2Dで動きが見えるようになって、一九九〇年代に入って3Dの器械が出たんですね。固定しているから表情まではまだわからなかった。それが動くようになったのが九〇年代の終わりでしょうか。なんだろうねえ、なんだろねえって、みんな何かいうかと思ったけど案外みんないわない。答えの出しようがないからですかね。

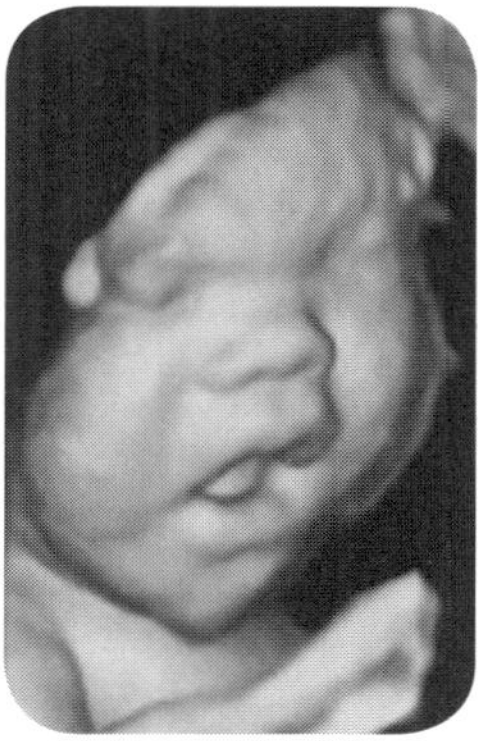

図14　笑う（？）胎児（著者提供）

——3Dで動く胎児を見たときはびっくりされたんじゃないですか。

先生　もうね、口パクパクしてるんですよ。ああ、あくびだろうって。でも、同じ口パクパクでも、あくびじゃない子もいるんですよ。泣いてる子もいる。泣いてる子がいるなんてまったく思ってなかったから、あらー、泣いてるんだねーって思ったわけですね。うわーっと口開けて、もう声が聞こえそうでしょ。しかめっ面して、うわーっと口を開ける。

――目を開けてるのもありますね。

先生 なんのために開けてるんですかね、真っ暗なのに。わかんないけど。新生児は目の上を手で覆《おお》って暗くすると目を開けるんですよ。

――へえ、なぜだろう。

先生 不思議でしょ。五島にいたときにね、出産したばかりの赤ちゃんがどれぐらい目を開けてるかずーっと観察したことがあるの。ある本に、生まれてしばらくは目を開けたままでいるってあったからほんまかなあって。じゃあ、一日目、二日目はどうなるか見てやろうと思ったのね。ただの好奇心だけど、五島ではヒマだったし。五人ぐらいの赤ちゃんを見たんですけど、生まれてほぼ八十分、ずーっと開けてる(註9)。ギラギラしてる。見えてるかどうかわかんないですよ。

――まばたきもしないということですか？ 固定してる？ 黒目は動いてますか？

先生 しない。動いてない。うわー、なんだろう、ここはー、っていうように目を開けてる。

——へーっ！

先生　そのあとは、ずーっと寝るんですよ。それを見て、コンラート・ローレンツ（一九〇三－八九）を思い出した。

——刷り込みですね。生まれたばかりのカモの子が親を認知する……。

先生　『ソロモンの指環』（一九四九）の最初に書いてるよね。生後間もないハイイロガンのヒナにずーっとついて回られたって。そのことが人にもあって、生まれてすぐ目を開けてるときにお母さんを見させておくと、インプリントされてお母さんを認識するんだと。昔は生まれたらすぐに、はい生まれたーってお湯にじゃぶじゃぶつけてたんだけど、あるときから突然、ちゃんとお母さんに会わせて、っていいだしたのよ。

——なるほど、それでお母さんの胸元にもっていくようになったんですね。

先生　バシャーって置くようになった。もう、あっという間に変わっちゃうからびっくりしますよね。いつ頃変わったかなあ、二〇〇〇年にはもう変わってましたね。

註9　N Mahmud, H Masuzaki et al. : Behavioral pattern of the newborn-Earliest timing for iniciating attachment behavior in the infants, Acta medica Nagasakiensia, 36: 94-97, 1991

――最初の八十分ぐらい目を開けてるときに母親の顔を見せるのは、インプリントだと考えられてるんですか。

先生 そういうのって、信じている人はするし、信じてない人はしないということです。でもね、お母さんが喜ぶからぼくは見せて手を握らせるし、いろいろさわらせて、すぐおっぱい吸わせたほうがよく出るとかいって吸わせたりしてね。ま、そういうのも信心《しんじん》みたいなもので、お母さんが気分よければいいんじゃないですかねって、そういうことがけっこう多いんですよ、お産って。おまじないみたいなものですよ。科学的に証明されなきゃいけないものでもない。

――そうですね。

先生 いずれにせよ、ぼくたちは、胎児に表情があることに気がついた最初の世代なんですよ。

――表情研究といえば、ダーウィンに『人及び動物の表情について』(一八七二)という本がありますね。表情は学習や文化によるものも少しはあるけど、恐怖とか驚きとか笑いのような原型となる表情は先天的に受け継がれてきたものだといっています。犬やサルの表情と比べて、人間との連続性も指摘しています。

先生　ダーウィンはやっぱりすごいと思うよね。自分の子どもから外国人からたくさんの人や動物の表情を観察して、表情は普遍的なものだといった。ただ、胎児の表情については何もいってませんね。おそらくダーウィンはまったく気づいてなかったと思いますよ。だって胎児は見えなかったからね。

――私たちには胎児が笑っているように見えますけど、もっと生物的なものなんですね。でも、たしかに笑ってるからしかたがない。

先生　お母さん、キャッキャッキャッキャッて喜ぶからついつい、ほらほらほらー、笑ってるよーって見せちゃうんですね。次の人に、まだですかーっていわれたりして。ははは。こんな楽しいものないですよ、理屈抜きです。

――胎児の姿が見えるようになって、親の意識は変わってきたとお感じになりますか？

先生　それはまったく変わりましたね。まったく変わりました。おそらくぼくぐらいが、赤ちゃんが見えなかった最後の世代ですね。両方を知っているのは今後はいない。ぼくの世代のあとは見えている時代なので、見えなかった頃のことは知らないですよ。もっと平和でした。生まれるときだけ、手足大丈夫ですかって聞く。今そんなこと誰もいわないですよ、見えてるから。見え始めて、のどかでなくなったんですね。心が落ち着かない。毎回毎回、今日はどんなふうに見えるだろうって心配になる。

——そうですね。

先生　期待三割、不安七割。お母さんにはそんなつもりでいってます。この感覚はお父さんにはわからない。お母さんは口に出さないけど不安のほうが大きい。見えるから。

——子は授かりものといわれた時代ではなくなりましたね。

先生　授かりものじゃだんだんなくなってきてますね。自分たちのものです。子どものアルバムをつくるみたいに、毎回毎回写真撮ってね。

——エコー画像をアップロードして見せ合ってるお母さんたちのサイトがありますね。SNS時代の現象だとは思いますが、ここまで公開するのかって驚きました。だって、すごいプライバシーじゃないですか。

先生　プライバシーじゃなくなってるんですね、見えるようになったから。

表情と脳の関係

――さきほど、表情が出てくるのは二十五、六週というお話でしたが、これは脳の発達と関係があるのでしょうか。

先生　ぼくはね、表情によって違いがあるんじゃないかと思うんです。中枢神経系と末端の筋肉の発達との組み合わせで表情ができる。脳が関わってくるのはうーんとあと。たとえば、泣いてる顔なんてほんとに大きくなってからしか出てこないですね。

――いろんな表情がある中でも、泣き顔は発達の後半に現れるということですか？

先生　そうです。たとえば、あくびは反射なので、早い時期からしてるんですよ。

――へえ。

先生　笑い顔はよくわからないです。単なる顔の筋肉の収縮じゃないかな。はっきり見てわかるのは泣き顔で、間違いなくわかるんですが、かなり遅くなってからしか見たことないですね。三十週よりもっとあとですね。あれは脳の発達と関係してるんじゃないか。泣き顔ってなんだろ、うーん、痛いから泣くわけじゃないですね。考えてもなんだかわかんないですよ。

――表情ごとに初めて現れる時期を調べた研究はありますか？

先生　どうだろう。研究しようとしてる人もいないんじゃないかなあ。ものすごくおもしろいけど。十時間おしっこするのを見るような医者は今はいないんじゃないですかね。

――忙しすぎるということですか。

先生　忙しすぎる。すぐ答えが出るような、すぐ論文になるような研究しかしませんね。十時間おしっこするのを観察してても論文にならない、胎児の表情を見てても論文にならない。でもきわめて興味深いですよね。

――認知科学では表情の研究ってけっこうありますが、生まれて以降なんですよね。彼らも胎児までは興味を届かせてくれてない。

先生　うん、見る方法があることを知らないのかもしれないですね。

――そうすると、文化的に表情が育つのではなくて、進化的に表情は獲得してるっていう、ダーウィンの書いていたことが証明される可能性はありますよね。

先生　うん。というか、ぼくはもっと単純に、表情の起源を知りたいですね。表情ってなんだろうって。意識があるからそういう表情をしてると思うじゃないですか。胎児は違いますよ、明らかに。五分ぐらいの間に、ぐるぐる表情が変わるっていうことは、何か思念、感情があって出ているものではない。これは絶対間違いないですよ。

――ええ、そうですね。

先生　だから表情の起源は感情じゃないんですよ。逆に表情が最初にあって、そこに感情を意味づけしていったとしか思えないです。誰がどうやって表情を意味づけたかがおもしろいと思うんです。今までの表情の研究は、生まれたあとを考えればよかったのであって、胎児期に表情の意味づけをしようとしても意味はないと思うんですよ。胎児が笑ってる、いや、そうじゃなくて、ぼくらが笑ったと見える表情をしてるということであって、笑ってるんじゃないんですよ。ところが、あくびはあくびなんです、泣いてるのも泣いてるなんです。だからいくつかに表情を分けなきゃいけないと思うんです。反射的な動きと、そうでないものとをね。

——あくびが最初のほうに出てくるということですが、胎児は鼻の孔から口の中、耳の中まで水浸しですよね。

先生　水漬けですね。

——水漬けの状態にあって、あくびってじゃあ、何なんでしょうか。

先生　だからそれを考えるわけです。あくびを起こしてるのはなんだろうって考えるんですよ。ほかの表情に比べると、それは考えられるような気がする。たとえば眠くなったとか、緊張したといったときに、ぼくらがどうしてあくびをするかというと、血中の酸素濃度が低くなったのを感知してどこかの神経が働いて、口を開けろという命令がきて、わーっと酸素を取り入れて二酸化炭素を放出する運動をしてるんだろう、と思ってきたわけですよね。最近の研究では通常の呼吸と酸素量はさほど変わらないことがわかったらしいけど。

――胎児は水の中にいるから、あくびをしていても、鼻や口から酸素を取り込むことは絶対ありませんよね。

先生 胎児の酸素は胎盤とへその緒を通ってお母さん側からきてるんだけど、血中酸素濃度はぼくらより相当低いんですよ。だから酸素が少ないからあくびをしてるっていうのはわかりやすいんです。水の中でいくらあくびをしても、酸素と二酸化炭素の入れかえは起こらないから、胎児はあくびを止められないのではと思うわけです。ぼくらのあくびの頻《ひん》度《ど》じゃないですよ。そんな退屈なの、あんた、っていうぐらい。

――はははは。

先生 退屈だよねー、おもちゃないし、ガラガラもないしねーって。

――やることないし。

先生 真っ暗だし、はははは。生まれたらあくびも減るやろって。おそらくなんかメカニズムが働いていて、しょっちゅうあくびしてるんやろって。

――しょっちゅうってどのくらいの頻度ですか。

先生 十分ぐらい見ると、たいがいどこかで一回してますね。さっきからサイショーさんとずっと話してますけど、一度もあくびしてないでしょ、お互い。

――そうですね。

先生 胎児だったらしてますよ、何回か。そういう感じ。あと一つはしゃっくりですね。これもやたらにしてるんですよ。お母さんに聞くとよくわかりますよ。ポコッポコッポコッて、するんですよ。五分、十分続くから。

――そんなに続くんですか。

先生 ときどきうちの子、痙攣《けいれん》してますっていうお母さんがいて、大丈夫ちょっと見てみましょうって診察してみると、お腹と胸が逆転するような動きをしてる。横隔膜がぽっこぽっこっていう動きをしてるんですね。

――しゃっくりってなぜ出るんでしたっけ?

先生 これがまたよくわかってない。医学的には横隔膜の痙攣です。しゃっくりで調べると必ず出てくるのが肺がんで、肺がんには、ずーっとしゃっくりが止まらなくてすごい苦痛な人がいるんです。落下傘で飛び降りた人もいるらしいです。それでも止まらなかった。

土地土地で止め方があるんですよ、背中を叩くとか、びっくりさせるとかね。鼻をつまむ人もいる。

――私は息を止めますね。ぐーっと胸に力を入れます。なんとなく止まりますね。

先生 一番止まる方法を教えてあげましょうか。コップに水をいっぱい入れて箸を十字に置くんです。その四か所から順番に飲んで飲み干すんです。そうしたら止まりますよ。

――ははは。どこのおまじないですか？

先生 子どもの頃に習った。伊万里のおまじないでしょうかね。それやると、絶対止まるんですよ。もう脱線ばっかし。ははは。

――胎児のしゃっくりは外からは止めることはできないんですか？

先生 止まりませんね。新生児は、大人の三千倍しゃくりやってるって書いた論文（註10）を読んだことありますよ。

――三千倍？

先生 なんてつまんないこと調べるんだと思って、ついうれしくなった。それ読んだときに、じゃあ、胎児はもっとやってるんじゃないかと思って調べたんですよ。そういう論文にもならないようなことばっかりやってたのよね。だーれも喜んでくれない、ぼくしか喜んでない。そうしたら思った通り、早い時期ほどしゃっくりの回数が多いんですよね。呼吸がうまくいかなくてしゃっくりになってるんじゃないかなって当時思ったけど、本当かどうか証明しようがない（註11）。

ゴジラみたいな呼吸様運動

――胎児は臍帯《さいたい》を通してお母さんから酸素はもらいますが、口や鼻で呼吸しているわけではないですよね。

先生　呼吸様《よう》の運動はやってるんですよ。物理的な胸郭の運動ですね。それを最初に発見したのが、ドイツのアールフェルドです。臨月近いお母さんのお腹をずーっと観察して、お母さんの呼吸とは違う速い律動を発見した。十九世紀後半から二十世紀初頭の研究だっ

註10　RT Brouillette et al. : Hiccups in infants-Characteristics and effects on ventilation, J Pediatr, 96: 219-225, 1980
註11　増﨑英明・山辺徹「胎児胸郭運動の臨床的意義」産婦人科の実際 34: 425-435, 1985

たようですが。まあ変わった人ですよ。

——いやあ、増﨑先生もあまり人のことはいえないですよ、ふふ。

先生　ははははは。胎児ってね、エコーだとよくわかるんですけど、水の中に完全に浸かってるんですね。これがなかなか理解がむずかしいんだけど、とにかくぼくが一番不思議だと思うのは、人間って、できてから生まれるまで一度も空気にふれないことですよ。これってものすごい不思議じゃないですか。

——そうですね。

先生　それがね、突然ふれるわけです。最初に精子と卵子があって、受精して一つになって、一つが二つ、二つが四つ、四つが八つ、八つが十六と分裂して、でも、どこにも空気はないです。で、今度はかたちができていく。胚盤胞っていう平らになったところができて、それが折れ曲がって筒みたいなかたちになって。その片方が口になって、片方が肛門になる。その間もずーっと水の中に浸かってるから、耳の中も鼻の中も頭の中も体の中も水しかない（図15）。空気は一切ないわけです。その水ってどこにいくんだろう。生まれるときどうしてるんだろう。体の中の水。耳の中の鼻の中の頭の中の肺の中の水です。単純なことですよ、もう、いやっていうほどお産見てたのに、あんまり不思議と思わなかった。

ずーっと同じもの見てると、なんでもあたりまえと思うじゃない。
でもあるとき膣から出てくる顔をじっと見てたら、生まれるときに鼻から出してるんですね。ドロドロドロって、相当な量の水です。なんだろうって。胎児は肺の中も空気じゃなくて水が入ってるんです。でも、ぼくらの肺はもっとも空気が入ってるところですよね。つまり、生まれたあと最初に空気が入らないといけないのは肺だから、肺の中の水分はとりあえず全部出さないといけないいんです。

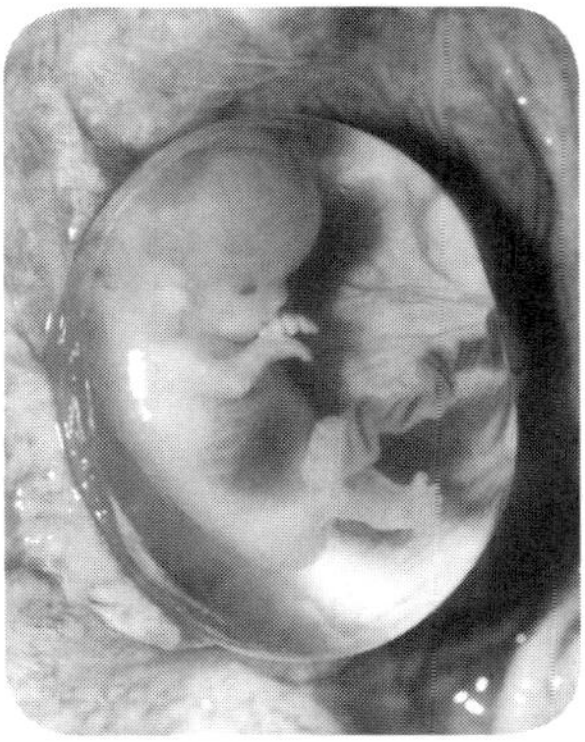

図15　子宮がんのため摘出された妊娠12週の胎児
透明な羊膜に包まれ、羊水に浮かんでいる（著者提供）

——産婦人科医の先生方は歴史的にもそれをずっと目撃されていたじゃないですか。

先生　でも、ちっとも考えないわけですよ。疑問にも思わない。たとえばね、第一声っておぎゃーって泣くでしょ、あれって吸気だと思います？　呼気だと思います？

——吐くには吸わないといけないから吸気かな。

先生　うん。これってだーれも疑問に思わない。ある日、疑問に思ったわけです。吸気かな、呼気かなって。胎児は呼吸様運動で胸郭を広げたり閉じたりしているんだけど、何をやってるかずーっとわからなかったんです。でも、カラー・ドプラっていう器械ができて水の流れが見えるようになったのでそれを見たら、胎児が鼻からぴゅーっと水を出してたんです（図16）。そんなこと、それまで誰も見たことがなかった。そんなことしてるなんてどこにも書いてない。

――カラー・ドプラはいつ頃発明されたのですか？

先生　九〇年代だったと思いますが、いい器械が出たのは二〇〇〇年頃ですね。

――最近の話なんですね。

先生　うん。それを見たときにぼくはさ、びっくりして、たばこ吸うみたいに煙を出してるなあって。それを研修医が見ててね、「先生、火、噴いてますねえ」って。はははは。

――はははは。

先生　カラー・ドプラってのは、器械に向かってくる流れを赤で表示して、逆方向の流れは青で表示するんです。胎児は横向いてるからね、鼻から、ぶーっと赤い炎みたいに出すわけです。羊水をね。

――へーっ。

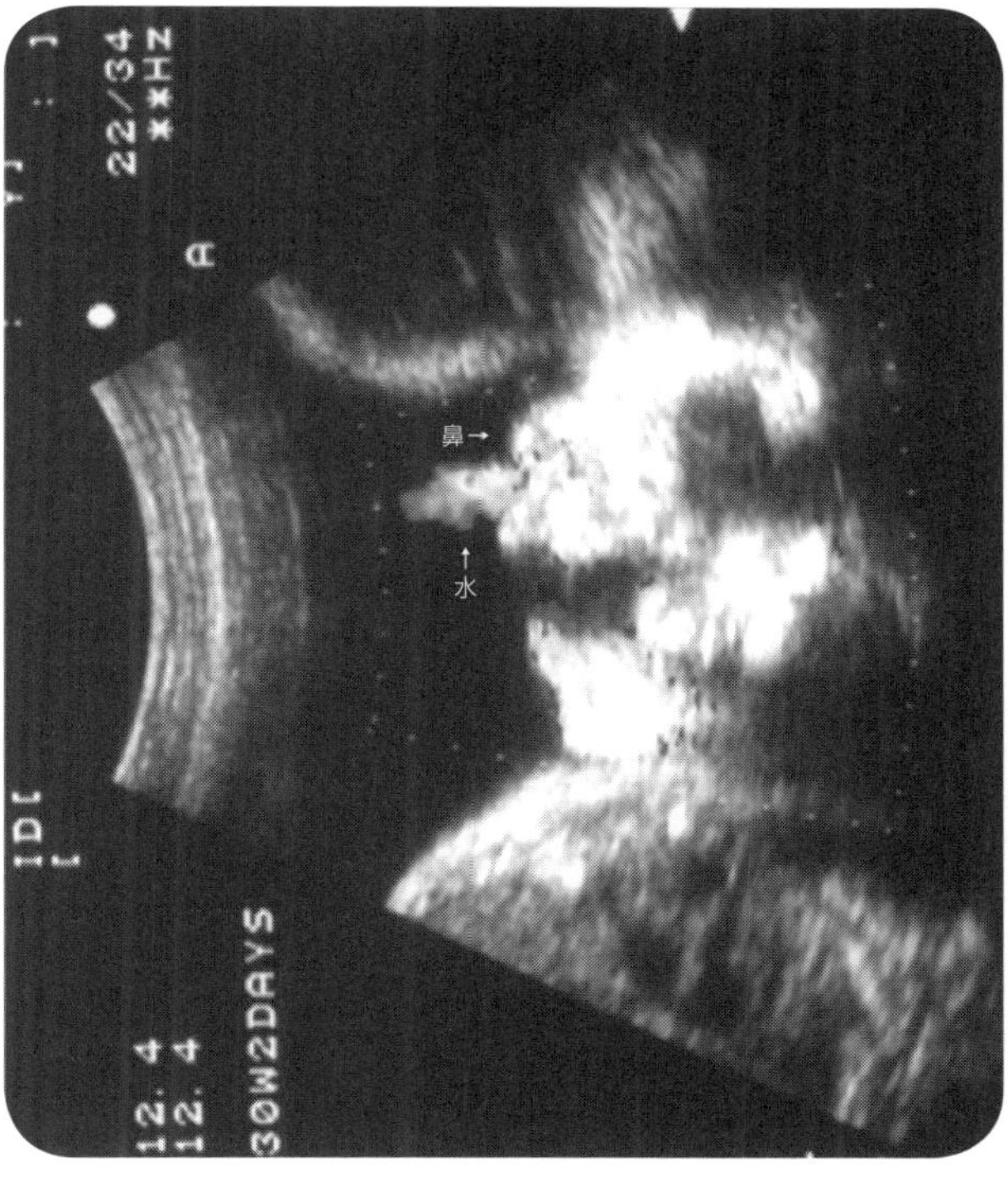

図16　カラー・ドプラで見た胎児、鼻から水を出している！（増﨑英明『密室』より）

先生　解像度が上がって体の中まで見えるようになってくると、胎児は鼻から羊水を吸ってるわけです。鼻の中にぎゅーっと入っていくんです。それをびゅーっと外に出す。胎児っていうと弱々しい生き物っていうイメージがあるでしょ。でもね、ゴジラですよ。ぶーーって。はははは。

——ははははは。

先生　ところがね、サイショーさん。口からは出さないんです。

——鼻だけなんですか。

先生　鼻でしか呼吸をしない。

——口は開けてるんですか？

先生　開けたり閉じたりしてる。でも一切、水を出し入れしてない。これはなんだ、と思ったんですよ。これはなんだろうって。ずーっと思ってた。生理的な何かか、おそらく意味があるなと思ってたら、この答えをいったのは、もう退官したけど、東京女子医大の小児科で新生児医療をやってた仁志田《にしだ》博司先生です。仁志田先生と一緒に東北に講演に呼ばれて話してるときに、ぼくが自分の講演が終わって仁志田先生の講演を聞いていたら、新生児は鼻が詰まるとものすごく苦しい、口では呼吸できないからっていうんです。なぜできないか理由があって、口はおっぱい吸うのに使わないといけない。おっぱい吸いながら呼吸しなきゃいけないから鼻だけで呼吸してるんですっていったんです。そのときに、おーっ、胎児もそうだよって思ったの。なるほど、生まれたら口でおっぱい吸わないといけないから、胎児のときは口で呼吸してないわけね。鼻だけで呼吸する練習なのね。これってぼく以外誰も思ってないと思うなあ。

——おもしろいですねえ。

先生　新生児は鼻が詰まるとものすごく苦しいんです。だから鼻のおそうじはよくしてあげてくださいって。

——赤ちゃんの鼻水を吸引する器械を見たことがあります。

先生　うん。ところがですね、ある日、口で水を吸ったり吐いたりしてる胎児がいたんです。それは食道閉鎖症っていう病気なんですね。吐いてるんです、お母さんのお腹の中で、はーっと。そうすると、お母さんのお腹が大きくなるんです。昔から食道閉鎖症の赤ちゃんのお母さんのお腹は大きくなると教科書に書いてあるんですが、理由はそういうことなんです。お腹の中で吐いてるからなんです。

——あー。

先生　脱線しちゃいましたけど、要するに、胎児はゴジラみたいに鼻からふぬーっと水を出すんですね。それからズズズーッと羊水を吸う。そのときに肺がふくらみます。

腟を通るとき肺胞液を絞る

先生　肺ってスポンジ状になっていて、あの中で、自分の肺胞液をつくってためてるんです。肺胞液というのは、界面活性剤ですよ。いわゆる石鹸《せっけん》と同じ。

――胎児は肺胞で界面活性剤をつくってるんですか。

先生　あぶくをつくりやすくする。つまり膨張しやすくするんです。だから生まれた瞬間に空気にふれた肺がぱーんっと開くんです。そのためにつくってる。めちゃくちゃよくできてますよね。

――ぱーんと開く？

先生　生まれるときに、ぎゅーっと狭い産道を通って出てくることに意味があるんです。ぎゅーっとスポンジが絞られて、生まれてくるときその肺胞液を鼻からじょじょじょじょじょーって出すわけですね。そうするとスポンジがぎゅーっと縮まるので、外の空気をぼわぁっと吸うわけです。狭いところを通ることによって肺胞液を押し出して、出たとたんに肺をパーンと開かせる。この瞬間ですよ、まさに水中生物がうーーーーんっていって、空気中に出てきてバーーーンとやる、そのためにお母さんはきつい思いで我慢して経腟《けいちつ》分娩するんですね。

——なるほどー、腟を通るときに肺胞液を絞っているんですね。絞った液はどこにいくんですか？

先生 子宮には水とか液体しかないので、生まれてすぐに鼻からじじじじーってけっこう大量に出てくるんですよ。ほとんどみんな気がついてないですよ、後輩たちにいうんですよ、おまえたちよく見とけって。あ、出てますねーっていう感じ。

——どれくらいの量が出るんですか？

先生 測った人いないですねえ。

——何秒ぐらい出続けるとか？

先生 十秒ぐらいかなあ、分娩は第一期、第二期、第三期ってあるんですけど、経産婦だとお産にかかる時間が半分になっちゃうんですね。初産だと半日がかりでやるんですよ、経産婦だとその半分です。第一期は陣痛がきて子宮口が全部開くまで、第二期は胎児が出るまでです。頭がぽこっと出て、肩が出て、それから体が全部出るわけね。その間、胸の部分が出るまでに肺胞液が全部出る。

――なるほどー、すごいですね。

先生　全部出ると、ぶわーっと空気が入ってスイーッとふくらむので、それをはあーって出すときに、おぎゃーって泣くわけです。だから第一声って呼気か吸気かっていうと、吸気がなきゃ呼気はないので、吸気が先なんです。

――はあーって吐くのが、おぎゃーっなんですね。その呼吸様運動が見られるようになるのはいつ頃からなんですか？

先生　一番最初に見たのは十一週です。しゃっくりも同じ頃からしてるんですよ。

――そんなに早いんですね。

先生　うん、胸をね、そーっと動かしてるんです。そーっと。まだ肺から羊水を出したり入れたりする状況じゃないんですけど胸は動かしてる。それが生まれる前になると、ぶぉーっ、ウゴウゴウゴって。音が出るわけじゃないけど、ドプラっていう器具を当てると、水の流れが音になるんですが、そうすると、ぐぉぐぉぐぉぐぉ、がぶがぶがぶって出てるんですよ。

――ははははは、たしかにゴジラですね。

先生　本物を見せたいですよ。びっくりするから、みんな。

――十一週から呼吸様運動としゃっくりが始まっているということは、しゃっくりっていうのは表情じゃなく運動ということですか。

先生　そう、あれは表情じゃない。胎動っていうべきでしょうね。

――表情で一番最初があくびですか。

先生　認識しやすいですからね。

――にこっと笑ったりはするんですか。

先生　ぴこっとね。

――私たちがそれを笑いと認識するかどうかですね。

先生　ぼくらが見ると笑いに見えるけど、まあ、筋肉の痙攣でしょうね、科学的にみると。

第六章

胎児の世界
最新の技術と研究
でわかったこと

胎盤の不思議——1+1=1？

——増﨑先生は産婦人科の専門書とは別に、『密室』など一般向けの随筆集も執筆されていますね。生命や進化について考察された論考の中に、「胎盤の不思議」という小文があって、ここで先生は私たちのイメージを一変させる指摘をされてます。胎盤についてなのですが、胎盤って、私たちは出産と同時に捨てられる不要物と思っています。まあ、たまに食べたり、アンチエイジングの材料に使ったりする人もいますけど、それはともかく、胎児の付属物という位置づけですよね。でも、増﨑先生はそうは考えていない。胎盤に対する並ならぬ愛情を感じますね。

先生　はは、そうですか。だってね、胎盤っていうのは生命維持装置ですよ、まさに。宇宙飛行士が空中遊泳するときにロープで宇宙ステーションとつながって酸素が送り込まれているでしょ。ロープがプッチンって切れたら、宇宙飛行士はぴゅーんって飛んでくわけじゃないですか。あれと同じですよ。胎児は宇宙飛行士、ロープは臍帯、そして宇宙ステーションは胎盤なんです。胎盤って、めちゃくちゃおもしろい。自分でいうから間違いないと思うけど、しゃべりたくてうずうずしてる。

――もちろん、オッケーです。

先生 ものすごい研究対象になるはずなんだけど、案外みんな気がついてない。そういうことがいっぱいあるんです。胎盤と胎児ってまったく同じ受精卵からできるんです。でも、寿命を考えてみてください。

――九か月ちょっと。

先生 うん。一方は、そこから始まって八十年ぐらい生きるわけですね。でも胎盤って、出産で寿命が終わる。超音波で見ると、生まれる頃には石灰化してボロボロになってるんです。

――石灰化?

先生 白いのがいっぱいついていて、胎盤そのものに付着している。生まれる前からお年寄りになってるんです。

――母体ですでに老化が始まっているということですか?

先生 プラセンタ・エイジングっていうんだけど、なぜ片方はそんなに早く年をとって、なぜ片方は生きるのか。これがわかったら、アンチエイジングにつながる発見なんですよ。アンチエイジングの仕事をしている教授が二人いるので、遺伝子の発現が胎盤と胎児でどう違うかわかればすごいことじゃないっていうんだけど、おもしろいですねーで終わり。ははははは。

——アンチエイジングのためにプラセンタを食べたり肌に塗ったりすることを否定するかもしれませんね。かえって老化を早めるとか。美容業界はひっくり返ります。

先生　どちらがもともとなのかわかりませんよ。受精卵は本来九か月で死ぬものなのか、本来八十年生きるものなのか。突き詰めていったら何かわかるんじゃないか。謎の一つですね。

　もう一つ、胎盤は水中生物でいる間にしか使わないものです。空中に向かって子どもを打ち上げる準備期間です。ぼくがよくいうのは、1＋1＝2じゃなくて、1ってこと。1（胎盤）＋1（胎児）＝1（新生児）。最初の1は水中生物でいる間だけ使って、あとの1が空中生物になるわけです。二段ロケットなんです。1＋1はなぜ2にならないのか考えると、もう一つの1は犠牲になってるということです。犠牲になってるのが胎盤。だからぼくは同情するんですよ、きっと。

――胎児は空気中に発射されたわけですね。

先生 そう。おぎゃー！　って。すごいイメージでしょ。ちょっと離れていいですか。

――ええ、どうぞ。

先生 カンガルーって、だいたい身長が150〜160センチで、人間のお母さんたちとあんまり変わらないんですよ。でもね、1センチとか2センチの子どもを産む。妊娠期間が一か月ほどしかなくてポロッと産む。お腹の袋の中に小さい子用のおっぱいと大きい子用のおっぱいがあるらしくて、生まれたばかりの子はその小さい子用のおっぱいにしゃぶりついてそのまま一体みたいになって、ずーっと離さない。それで大きくなると、大きい子用のおっぱいにしゃぶりつくらしいです。人間もそうすりゃ楽じゃないですか。おんなじ哺乳類だし。何が違うかっていうと、カンガルーには胎盤がないんですね。

――そうなんですか。

先生 哺乳類は三つぐらいに分かれていて、有袋類、有胎盤類、単孔類です。単孔類はカモノハシみたいに卵を産むやつです。卵を産むのは特殊なので別にすると、胎盤をつくるかつくらないかで分かれます。有袋類は胎盤をつくらないから早く産んで育てる。これはお母さんにとって楽です。早く産むからまた次の子をすぐ妊娠しちゃうんですけどね。かたや、有胎盤類は子どもを九か月もお腹に置いて、お産も大変で、早く生まれたらもっと大変。なんであんな面倒くさい胎盤をつくったんだろうと思うんですね。有袋類と有胎盤類を比較して研究した人がいるんですけど、答えはいろいろなんです。

——はは一、定説はないんですね。

先生 胎盤が好きな人は胎盤があったほうがいいっていうし、そうじゃない人はいやいや同じように進化したんだから等価だと。等価じゃなければ、進化で淘汰《とうた》されてたはずですよ。それが残ったっていうことは、両方にそれぞれの進化を遂げたということで、オーストラリアは隔絶《かくぜつ》された土地だからたまたまそういうかたちをとった。それ以外の大陸では胎盤ができたと。これこそ進化のおもしろさですね。

——哺乳類の進化には胎盤は必要というわけではなかったと？

先生 うん。たまたま、偶然じゃないのって。

胎児のDNAを調べる

――さきほどアンチエイジングのところで胎盤で特異的に発現する遺伝子の話がありましたが、これまでにどこまでわかったのでしょうか。

先生　五万四千個ぐらいの遺伝子を網羅《もうら》的に調べたんですが、母体の血球と比べて、胎盤で二千五百倍以上発現してる遺伝子があったんですね。妊娠高血圧症候群を早く発見したり、癒着《ゆちゃく》胎盤のスクリーニングや、双胎《そうたい》間輸血症候群の発症を予測する胎盤マーカーとして役に立つことが私たちの研究でわかっています。

――考えてみると、胎児の生存に直接関わっているのは胎盤ですよね。母親にとって父親の遺伝子を半分もつ胎児は異物ですから、母体は胎盤を通して胎児とコミュニケーションしている。その意味でも興味深いのが、一九九七年のデニス・ロー博士の研究でした。母親の血液中に胎児のDNAが見つかった。母と子は血液型は違うことがあるけど、DNAは混じってたんだということに驚きました。

先生　研究者たちが古くから思ってたのは、胎児の血球で胎児診断をしたいってことだったんです。超音波でかたちは見えたでしょう、じゃあ次は、遺伝子を調べて機能を見ようと。たとえば簡単なところでは、自分は男か女か。サイショーさんは女だと思ってるでしょ。私も自分は男だと思ってる。たいがいそう思ってるんですよ。形態的な男と女は目で見ればわかるから。一方で、機能的に男かどうかは、染色体を調べればわかる。性染色体が、XXなら女、XYなら男です。実際にはXXの男の人がいたり、XYの女の人もいるんですが、たいがい知らないままほとんどの人は一生を終える。でもぼくは調べたんです。一九八〇年代にPCRっていうDNAの増幅方法が開発されてDNAの解析技術が急速に進んでたので、調べてみたらY染色体上にSRY遺伝子っていうオスの遺伝子がちゃんとあった。

——え、誰のをご覧になったんですか?

先生 自分のを見たんです、ははは。電気泳動して。それがDNAを解析した最初ですよ。何でも自分でやってみる。好奇心旺盛なんです。それで、この方法は使える、いろんなことに使えるって思った。まず胎児の性別診断がされるだろうってそのときに思いましたね。それまではね、みんな胎児の細胞をとろうとしたんです。母体血中に胎児の細胞が入るのは間違いないので、胎児の赤血球を拾い出せばいいだろうと。

——赤血球で遺伝子を調べるんですか?

先生 胎児の赤血球ってぼくらと違って核があるんです。ぼくらの赤血球は無核です。だからぼくらが核で検査するときは白血球で調べるんです。白血球には核があるから。ところが胎児の赤血球は幼若《ようじゃく》で核があるんですよ。だから赤血球が胎児のものだとわかれば、その核を使ってDNAの検査ができるんです。

——ああ、なるほど、わかりました。

先生 そうしたら核のある赤血球をとってくりゃあいいって思うでしょ。ところがですね、母体も幼若な赤血球をいくらか持ってるんです。とくに病的な状態になったときにこれが増えたりするんですね。つまり、核があるから絶対に胎児の赤血球とはいえないわけです。

——胎児由来かどうかはっきりわからないと診断できませんね。

先生 そうです。同じ核を持っている赤血球があるとき、これが胎児由来かどうかを知るにはもう一つ検査がいるんです。たとえば胎児に特有な抗体があれば、それで区別すればいいんだけれどもそれが見つからない。その研究をずっとしてきた人もいます。

——そこに登場したのが、九七年のデニス・ロー博士の研究だったんですね。

先生 そうですね。ロー博士がいったのは、血球はもういいじゃないか、バラバラでも母体血中に7~10パーセントの胎児DNAがあるんだったらそれで調べようと。

——バラバラとはどういうことですか?

先生 染色体が壊れて、短かったり長かったり、長さの違うDNAの断片が、わーっと母体の血漿《けっしょう》中に散らばってるんです。しかし、それぞれの断片が何番染色体由来かなんてわからない。塩基配列を完璧に読めないとわかりません。母体由来のＤＮＡとの区別もつきません。けれども、第一番染色体、第二番染色体に特異的な塩基配列があって、その部分があれば第何番染色体由来かがわかるんです。ただし、それを知るためにはＤＮＡ断片の全塩基配列が読めなきゃダメなんですよ。そんなことはできるはずがないっていうのが当時の常識でした。だから、ロー博士がやったことと、それまでみんながやろうとしていたことは違うことなんです。片やＤＮＡ断片、一方は全ゲノムですから。細胞核にはすべての染色体があるので、一個でも核がとれれば今の技術だと増幅させていろんな検査ができるんです。ぼくたちは羊水中の胎児由来のＤＮＡを検出することはできたんですが、母体血だとそれよりうーんと薄いので、塩基配列を解析する超高速シーケンサーが開発されるまでは解析できなかったんですね。

――さきほどおっしゃったことで確認させていただきたいのですが、そもそも母体血中に胎児の細胞が入るのは間違いないんですか？

先生　間違いないんです。証明しましょうか。血液型がＲｈマイナスのお母さんがいるとします。一人目の子どもはＲｈプラスでも黄疸《おうだん》にならないんです。ところが二人目はなる。

どうしてかっていうと、一人目の分娩のときに胎児の血液が母体に入って、お母さんに抗体ができたからです。これを感作《かんさ》っていうんですけど、一人目のRhプラスの細胞が母体に入ったからこそ、そこにRhプラスの血球を壊すような抗体ができた。生まれてしまった一人目の子に問題は出ない。でも二人目の子がRhプラスだと、一人目のお産のときにできたRhプラスの血球を壊す抗体が胎児に移行して、その血球を壊しちゃうので、胎児は貧血になって黄疸になるんです。溶血してしまってね。量はきわめて少量だけど胎児の血球は母体に入ってるんです。

――なるほど、そうなんですか。

先生　もうひとつ証明できることがあります。たまに、胎児母体間輸血、ということが起こるんです。胎児の血液が母体の中にわーっといっぱい入る。まれだけどそういう現象が知られてるんです。たとえば、ぼくもけっこうやりましたけど、逆子を治すときにぎゅーっと胎盤を押さえつけると……。

――あ、外回転ですね。

先生　うん。そうすると胎盤から逆流して母体に入るんです、おそらくね。証明されてないけど。あるいは胎盤の検査で、胎盤に針を刺したときに血管がつながって入っていくとか。話し出すといろいろありますが、母体に胎児の血球が入ってるのは間違いない。ただ通常はすごく微量です。だから、それを拾おうとしてもなかなか拾えなくて、いまだにうまくいかないのです。

出生前診断は受けるべきか

――母体に胎児のDNAが入っていることはよくわかりました。では、デニス・ロー博士の研究をきっかけに、どんなことができるようになったんですか?

先生　それこそダウン症のスクリーニングです。それ以外にやれることって、今のところ限られてるんです。たとえば、胎児のRhプラス、Rhマイナスは知ることができます。だから役に立たないことはないです。お母さんがRhマイナスで胎児もRhマイナスだったら心配しないでいい。プラスのときだけ心配すればいいのでそこは役に立ちますね。あと、性別は簡単にわかります。でもなんの役に立つんですか。ぼくは危ういと思いましたね。この方法を使うと、八週とかで胎児の性別がわかる。これは性選別に使われかねない。

性別がわかって中絶するんですよ。日本は着床前診断で産み分けはできないから、わざわざ、男の子を産みたいといって、外国まで行ってやってる人がいるんです。二〇一四年に違法になりましたが、タイではそれまで普通にやってたんです。タイでは女の子をつくりたいって人が圧倒的に多いんですよ。でも、日本人は男の子を望んでタイまで行っていた。

――そうなんですね。でも、なぜだろう。

先生 なぜだろう。まあ、性別とＲｈ型の検査ぐらいしか使えないかなあって思ってるときに、新型出生前診断として話題になってるＮＩＰＴ、母体血を用いた胎児の染色体検査が登場したんですね。人の考えってあっという間に変わっていきます。最初はこんな危うい検査は注意しないといかんていってたのに、少し広まってくるとみんなやっていいじゃないってなってくるんです。

――ＮＩＰＴの検査はいつからできるんですか？

先生 妊娠十週からできるようになりますね。

――腕から血液をとって検査に回してすぐ結果がわかるということですね？

先生 おおよそ二週間くらいで結果が出ます。

――今はどういうことがわかるんですか。

先生　いろいろわかるんだけど、当事者に教えることを決めてるんです。性別は教えません。検査の対象は、18トリソミー、13トリソミー、21トリソミー(ダウン症)、の三つの疾患に限っています。

――限られた染色体異常ですね。

先生　わかるのにどうして教えないのかっていう議論はあるんです。

――それ以外の病気もわかるということですね。

先生　見ることはできます。ただ今の方法だと、染色体レベルの異常しかわかりません。遺伝子の異常まではほとんどわからない。いずれわかるようになるでしょうが……。

――染色体レベルの異常で伝えてもいいとされているのが、さきほどのものですね。

先生　なかなかむずかしいんです。母体の異常でひっかかったりもするんです。たとえば、お母さんががんだと染色体異常が起こる。それを胎児の異常だと説明することになりかねない。そんな症例は実際にあります。あるいは、お母さんがモザイクの染色体異常だったとかね。

――モザイクというのは、正常細胞にトリソミー細胞が混在している状態ですね。

先生　本人はまったく気づいてないんです。だからなんていうのか、そういうひっかけ問題みたいなことが現実に起こるんですよね。

――ということは、胎児は健康なのに中絶されるケースがある？

先生　陽性の場合は羊水検査で確認すれば大丈夫です。

――ＮＩＰＴで陽性が出た女性の九割以上が中絶するといわれますが。

先生　ＮＩＰＴは確定検査ではないので、陽性が出たときは必ず羊水検査で確認をします。そこで、もし母体の異常をひっかけていると羊水検査で胎児の側は正常だとわかる。だからＮＩＰＴで陽性が出た人は、必ず羊水検査を受けなければいけないわけです。

――ＮＩＰＴで陽性でも、羊水検査で覆ることがあるわけですね。羊水検査はいつからできるんですか？

先生　だいたい十五、六週ぐらいですね。

――ということは、ＮＩＰＴから一か月ぐらい待つということですね。

先生　それがいやなんですね。つらい。

NIPTと羊水検査はセット

――やはりDNAがわかるようになって、医療への貢献よりも葛藤を生みましたね。親にも医療者にも。

先生 ぼくもそう思います。でも医学っていうのは新しいものに対する挑戦ですよ。それを昔からずーっとやってきたわけです。本当に人の役に立っているかどうかはずいぶん時間が経ってみないとわからない。今は役に立ってるように思えても、役に立っていないかもしれない。典型的なものを挙げれば優生学ですよね。

――そうですね。

先生 当初、あれは誰も悪いことしてるとは思っていなかったんです。人類の未来に寄与するためだといって、フランシス・ゴルトン（一八二二－一九一一）は優生学（教育）協会をつくったんです。そして、すぐに全世界に広まった。遺伝因子のいいところを集めていけばよくなる、悪いところを減らせば悪くなくなるだろうって。それがだんだんいろんな解釈が出て、ジェノサイド（集団殺戮《さつりく》）にまでなった。そうすると、最初からすべて悪いことになった。優生学の話は、きわめてむずかしくなって、楽しいばかりじゃないからやめましょう。

――いや、読者にはきっと、リアルタイムでそれに直面してる人もいると思うのであえてそちらにいきたいと思うのですが、妊娠がわかってクリニックに行ったとしますね。彼らにはＮＩＰＴを提示されるんですか、それともこちらから求めるんですか？

先生　まさに今、そのことが話題になっていて、妊婦さんたちにインタビューしているところなんです。あなたたちこういうの、どう思いますかと。

――ええ。

先生　こちらから求めない限り説明がなかった、本来こういうものがあるんだったら提示すべきじゃないかといった人もいる。でもね、提示するっていうことは勧めるってことですよ。ぼくはそう思います。勧めることかどうかっていうことをまず議論しなきゃだめですよ。

――選択肢を与えるかどうかですか？

先生　選択肢ではないと思います。それを医療側が提示したら、やったらどうですかっていってるのと同じということです。公正にやるならパンフレットにするとか、ポスターを貼っておくとか、せいぜいそれぐらいかなと思うけど、本当にややこしい問題ですよ。妊婦さんは自分は受けないほうがいいかもしれないとはなかなか思えないですね。インターネットのホームページなんかを見ていると、つくづくそう思います。

――周囲からいわれるでしょうしね。

先生　姑からいわれる、あんたなんで受けないのって。

――最近、知人が三十九歳で出産したんですが、すごく迷ったけど結局受けなかった。

先生　正しい選択です。ぼくは、三十九歳だから受けたといっても、それは正しい選択ですっていいます。どんなふうであっても、本人が考えたんだったらそれは正しい選択です。やったから正しい、しなかったから正しい、そういうのはすでに通り過ぎているんですよ。この検査方法が世の中に出た時点でもう、誰かが正誤を評価できることではなくなった。

――産婦人科としては、遺伝カウンセリングを徹底して整備することで対処するしかないのでしょうか。

先生　そうですねえ。正しい知識をもって、第三者的に話ができて、あるいはその人になりかわって話ができて……、それがなかなかむずかしいんです。倫理は医療の一番むずかしい部分です。だから正直、ＮＩＰＴの話はしたくないんです。答えがないんです。

——やっぱりNIPTにふれざるをえないです。

先生　もちろん。でも、私はふれたくないといってる、非常にデリケートな問題だということだとしかいえない。私、専門家ですがこうしたほうがいいといえない領域のものなんですよ。一対一ならいえるけど、本の中ではね……。

——若い先生方のご意見はいかがですか？

先生　それぞれ自分の中には答えがあるんじゃないですか。やったほうがいいって人もいれば、いや、やるべきじゃないという人もいる。最初にある程度知ってる人たちにとったアンケートの答えってご存じですか？

——いや、知らないです。

先生　NIPTが始まるか始まらないかという時期（二〇一二年）に、日本産科婦人科学会のホームページでパブリックコメントを求めたんです。その結果は、二百十九人のうち、制限や条件なしに普通に検査が受けられるようにすべきと答えた人が六十人で一番多くて、こんな検査には反対で、まったくやるべきでないというのが、五十一人。その中間がそれ以外。まったく賛成か、まったく反対が圧倒的です。パブリックには、絶対やるべきだという人とやるべきではないっていう人が半々です。たとえば産科医なら、一人の中に賛成の気持ちと反対の気持ちが両方あるんじゃないかな、多少とも。ぼくもそうです。これは安心して産みたいと思うだろうな、という人にはいいますよ、受けたらどうですかって、はっきり。

――ええ。

先生　昔はお腹に針を刺してこわい思いをしたけど、今は簡単にできますよ。お金はそれなりにかかるけど、マイナスだったらそれはおめでたのお祝いですよ、といって受けてもらいますよ。おそらく陰性だと思われる人にはね。さっきの三十九歳の方が心配ですっていったら、受けませんかっていいますよ。お金は安心代と思えばいいじゃないですか。おそらくマイナスですけど、もしプラスだったら私がちゃんと説明しますっていいます。

――私がもしその女性でプラスだったら何を説明されますか？

先生　はい、あなた方の場合は半分以上の確率でお子さんはダウン症です。でも、百パーセントではないので羊水検査で確認しないといけない。確認してダウン症だったら、どうするかを考えなくてはいけません。いずれにしろ羊水検査はしますから十六週頃にまた来てくださいと。

――一週間考える時間をもらうということですね。

先生　うん。まず両親に話をして一週間、ＮＩＰＴを受けるかどうか考えてもらってから来てもらいます。母親だけでなく必ず両親で来てもらう。うちはそうしてるんです。それで、受けるっていわれたら、やりましょうと。それで結果が出るまで二週間だから、そこまでで三週間経ってるわけです。

——そうですね。

先生　妊娠十一週でスタートすると十四週で結果が出る。そこで陽性になって、羊水検査に進むということになればそこから一〜二週間後に受けて、その結果がわかるのがまた二週間後です。けっこう大変なんです。たとえば三十五歳の妊婦さんから相談されたら、バックグラウンドを見ます。上のお子さんがダウン症だとか、本人が非常に迷ってたら、説明の最後にこういうんですよ。受けてあなたがすっきりするなら受ければいいし、受けなくて妊娠中に心配でたまんない、このまま妊娠してても楽しくないっていうなら受けませんかって。

——楽しいかどうか、なんですね。

先生　妊娠は楽しまなくてはいけません。変なことが気になって、自分の子が大丈夫かと心配で眠れないほどなら受けませんかと。

――ＮＩＰＴの結果で、半分以上の確率でダウン症かもしれませんといわれて、その次に羊水検査という前に、自分はここで断念したいという人がたくさんいるわけですよね。

先生　それ、だめですね。それをさせたらだめです。最初から説明しないといけないんです。マイナスと出たら、それでもダウン症の子が生まれる確率は一〇〇〇分の一あるんです。ゼロじゃないんです。そこが羊水検査と違うところなんです。

――そこはあまり理解されていませんね。

先生　ＮＩＰＴでマイナスとなっても、ダウン症の子が生まれた人もいるんです。絶対の検査ではありませんよと。もしプラスと出たら、お母さんの年齢によってダウン症である頻度は違います。いずれにしてもプラスなら羊水検査で確認しないといけません、と最初から説明します。羊水検査をしないというのは胎児に対する冒瀆《ぼうとく》ですよ。ＮＩＰＴと羊水検査はセットなんです。

――羊水検査を受けるまで、両親は悩むわけですが、最終的には決断するわけですね。

先生　はい、中絶するかしないか。だからこそ、ＮＩＰＴは妊娠や出産について深い理解のある医師によって行われるべき検査です。その上に胎児の超音波検査や、ＮＩＰＴについての時間をかけた説明が必要です。遺伝カウンセリングは診療の片手間にはできません。

ですから、ＮＩＰＴは産婦人科医、それも遺伝カウンセリングや羊水検査の可能な施設で行われることが望ましいわけです。ところがＮＩＰＴという検査そのものは、採血だけで終わることもできる。それこそが問題なんです。多くの妊婦さんは軽い気持ちでこの検査を受けると思いますが、もしも深刻な結果が出たときのことを考えておくべきです。ＮＩＰＴ検査前の説明には時間を要しますが、それを嫌がらず、ぜひ適切な施設で検査を受けてほしいと願います。

ダウン症の子のこと

――その過程で遺伝カウンセラーはどのように介入するのですか？

先生 医師は権威的だし忙しいというイメージですから、お母さんはいいにくいし聞きにくい。遺伝カウンセラーは医師とは離れた存在です。第三者としてというより、むしろ妊婦さんの立場で関わり、お母さんの気持ちを上手にくみとるのが仕事なんです。

――決断のとき先生はなんとおっしゃるんですか、両親に。

先生　なにもいいません。その前に説明は終わってますから。終わってなきゃいけないんです。そこからダウン症の子はこうでこうで、こういうふうに育ってってことをいくら説明しても頭に入ってきません。事前に説明しておかないといけない。それでどうしますか、産みますか、わかりました、産みましょう。中絶ですね、わかりました、そうしましょう。それがこちらの仕事です。

――そこまできて、産む夫婦と、断念する夫婦と、どのくらいの比率ですか？

先生　90パーセント中絶でしょうね、日本では。調べたことがあるんですが、ヨーロッパ、とくにフランスはけっこう産みます。イギリスも日本より産みます。

――何が違うのですか？

先生　大事にされます。これは間違いありません。もう一つはさきほども申し上げましたけど、宗教ですね。

――ああ、そうか……。

先生　じゃないかなと思います。でもカトリックの国もほとんど胎児条項がありますので、胎児に異常があれば中絶できるんです。イギリスは、二十四週までは中絶が可能です。それを過ぎても、二人の医師がこの子は障害が残ると判断すれば何週でもできる。

――さきほどうかがいましたが、生きていける子でも合法的に殺せるんですね。

先生　でも、ダウン症の子どもは生まれたら大事にされる。そもそも出生前診断はダウン症から始まったんじゃないことは話しましたよね。

――はい、脊髄髄膜瘤などの二分脊椎ですね。

先生　脊髄髄膜瘤ってかなり大変な病気ですが、羊水の中のアルファフェトプロテインを測ると高くなるのでわかるんですね。次に母体血清で比べてみるとやはり高かった。ところが逆に低い子がいてなんだろうと調べたら、それがダウン症だった。だからダウン症の診断は副産物だったんです。私が産婦人科医になった頃はもう母体血清マーカーによる出生前診断はあったんですけど、日本では今ほど受けてなかったですね。ある意味、妊婦さんを悩ませるタネになってしまったんです。

――妊娠出産が本当に悩ましい時代になりました。

先生　妊娠したらそれだけで楽しいやろって思うけど、なんだかんだ入ってきて、楽しくないじゃないの。そんなつらい思いせんでもいいのにって思うんですよ。だってさ、ほかにもいろんな運命が転がってるわけですよ。明日がんといわれるかもしれないですし。でも、子どものことは自分が見てやれるじゃないですか。だからあんまり細かく考えてほしくないなっていうのは常にあるんです。楽しくないんだったら検査受けたらどうですかっていうのはそういう気持ちからなんだけど、なんかね、悩ませるのが医療ですかって。

——そうですね。

先生 あまりに先進的すぎて……。技術だけの話じゃないけど。

——どこのお医者さんに行くかによってまったく違う運命をたどってしまう気もします。

先生 昔はホームドクターがいて、お腹が痛くても歯が痛くてもそのお医者さんに行って、そうねえ、この薬飲んでおきなさいっていわれて済んだのが、最初から大きい病院でCTとってMRIとって。なんかおかしいですよ。妊娠しました、おめでとーっ！ 流産しないように気をつけようねー、つわりはつらいねえ、ぐらいのことだったのが、あの検査、この検査。

——つらいですね。お医者さんもつらい。

先生 つらい仕事ですよ。夜中起こされるとかそんなことではなくて、普通の妊婦さんも、ギラギラしてるんですよね。もっと、ほんわか〜ってしてればいいのにね。もっと楽しんで。人生は楽しむためにあるんですよっていいたい。そうそう、うちの病院は、今年からダウン症の子に働いてもらってるんですよ。

――そうなんですか。

先生　もう、すっごくいい子で。ぼく忙しいとそこ行って、そーっと名前を呼ぶと、ん？うーんと、恥ずかしがる。かわいいかわいい。

――ははは。

先生　お父さんお母さんもすごく大事にしてるんだけど、お会いしたときに、どうですかね、どんな仕事をしてもらったらいいですかね、ぼくはみんないるところで普通に人と交わってほしいなって思ってるんですよね、っていったんですよね。お父さんお母さんによっては家においておきたいって人もいる。そうしたら、お父さんがすごい積極的で、ぜひみんなの中で仕事させてもらえるとうれしいっておっしゃったので、少しずつ慣れてもらってます。

――何年か前に、ダウン症の人たちがいろんな職場で働いてる姿を撮影した、イギリスのリチャード・ベイリーという写真家の展覧会を見たことがあります。ベイリーは、雇用者に障害の特徴について知ってもらって、働きたい人に仕事を見つける「ワークフィット」というサービスに取り組んでいるんですが、電話の受付をする人や、スーパーや飲食店で働いてる人たちもいて、社会に溶け込んで普通に働いてました。どうして日本はこんなふうにならないのかなあって思ったんですよ。

先生　そうなんですよ。彼には今は物を運んでもらったりしてだんだん人混みに慣れてもらってるところです。この先は、受付をやってもらおうと思ってるんですけどね。ぼくはね、バンビの会（染色体障害児・者を支える会）の会長をやってる近藤達郎先生に来てもらって、ダウン症の人の人生について話をしてもらうことがあるんです。すごくいい話なんです。それだけどね、さっきの胎盤じゃないけど、寿命が少しだけど早く訪れるそうなんです。それがお父さんお母さんにはつらいかなあ。つらい話なんだけど現実です。そういう話を聞かなきゃだめなんですよ、みんな。ぼくらとは違うところがある、だからこそ大事にしてあげなきゃいけない。人はそれぞれみんな違うところがある。そういうことを受け入れられない社会になったらおしまいですよね。

お父さんとお母さんはDNAでつながってる!?

――お医者さんには常識だと思いますが、お母さんの血液と胎児の血液は混ざらないですよね。お母さんと赤ちゃんの血液型が違うこともたくさんあるので、あたりまえなんですけど、改めて考えてみるとやっぱり不思議だなあと。

先生 そう、そういうこと考えつかないよね。

――血液は混ざらないのに、胎児のＤＮＡはお母さんに入っていることにびっくりしたんですが、胎児のＤＮＡが入ってるっていうことは、もしかして……？

先生 そうなのよね。胎児のＤＮＡの半分はお父さんのものだから、お父さんのＤＮＡが胎児を介してお母さんにいっちゃってる。大ショックですよ。

――やあ、びっくりです。夫婦は他人といいますけど、実は生物学的につながっている。世界観がひっくりかえるほどの衝撃です。

先生 気がついたときはうれしかったねえ。もう、おれ、すっごいことに気がついちゃったよーって思ったの。

――どうやって気がついたんですか。

先生 きっかけは一九九七年のデニス・ローの研究ですよ。それで、母体血中の胎児ＤＮＡを研究対象にしたわけですね。簡単にできるのは性別診断です。お母さんの血液をとったら胎児DNAが入っているから性別がわかるでしょ。八週ぐらいでやったかな。

——血液だと八週でわかるんですね。

先生　すぐわかっちゃうんです。困ったなあこれは、正直困ったと思ったんです。さっきいったように、性別診断はすぐ中絶につながるので間違って使われたら大変だって思ったんです。人にいいたくなかった。でも、性染色体の遺伝子の異常で起こる病気がある。たとえば、筋ジストロフィーです。とても重い病気ですが、これは男の子にしか起こらないんです。X染色体が二つあると長生きするって前にいいましたけど、女の子は片方がやられてももう一方が補塡するので発症はしないけど、キャリアにはなるわけです。ところが男の子はXYでXが一つしかないので補塡するものがない。それで発症するんです。性染色体劣性遺伝っていうんですが、筋ジストロフィーだってわかると中絶することがあるんです。ダウン症とはまた違う背景です。

——性別診断ができる段階でわかるということですか？

先生　昔は性別診断っていうと、十六週ぐらいで羊水をとって診断して、染色体レベルで調べていました。でも母体血中の胎児DNAを調べる方法だと、八週で女の子ってわかれば、それ以上は検査しないで済むんです。男の子だった場合は十二、三週になって胎盤の一部をとるか、十六週で羊水をとるかして調べると、筋ジストロフィーの原因になっている遺伝子変異があるのが診られる。変異があったら中絶されるかもしれないけど、なかったら男の子でも産むわけですね。女の子だったら半分はなんにもないけど、半分はキャリアですね。そういうことに実際使われています。そういう意味では、母体血中の胎児DNAは性別診断で役に立ったかなとは思います。ただ病気のことばっかりじゃおもしろくない。母体の中に胎児DNAが入っているのはわかりました。じゃあ、胎児に母体のDNAが入ってきてないかなって思いついて、これを調べてみようと思ったんですね。

——デニス・ロー博士の逆ですね。

先生　うん。胎児に母体のDNAが入ってきてるかどうかを見るのは、生まれたときでいいんですよ。臍帯血をとって、そこに胎児にはない母体だけのDNAがあるかどうかを見ればいい。おそらくあるだろうなって思ったんです。なんでかっていうと、HIVウイルスってあるでしょ？

——はい、エイズ（後天性免疫不全症候群）ですね。

先生　エイズって、お母さんがエイズになると、胎児も一定の確率で先天的にエイズになるんです。普通にお産すると20〜40パーセントぐらいです。でも、陣痛がくる前に帝王切開で生まれると2パーセントまでガタンと減るんですよ。もちろん帝王切開だけでなく、抗ウイルス療法とかも必要ですが。おそらく出産で子宮がぐーっと収縮するときに母体のウイルスを胎児に押し込んでるんです。

――物理的な力が働くことが原因なんですか。

先生 おそらくね。ウイルスってＤＮＡやＲＮＡでできてるから、陣痛がくると母親のＤＮＡが胎児にいくんじゃないかと思ったんですね。それで、帝王切開した症例に限って、陣痛がきてから帝王切開したものと、陣痛がくる前に帝王切開したものとを比べたんです。思った通りでした。陣痛がくるとより多くのＤＮＡがいってたんですよ。陣痛がきてないといってないですよ。これがわかった(註12)。

――すごい発見ですね。

先生 量はともかく、母体のＤＮＡは胎児にいってるし、胎児のＤＮＡも母体にいってる。ループができてるんですよ。母体から胎児にウイルスを感染させまいとすれば、陣痛がくる前に帝王切開して、子どもを予防的に治療する。これで先天性のエイズ患者をがた減りさせたんです。大成功だった。逆にそこから、なるほどウイルスは子宮にいるうちに母親から子どもにいってるんだなってわかったんです。

――ウイルスが子宮内で母親から胎児にいくことがわかったから手術したわけではない

と？

先生　そう思いますよね。ああ、ウイルスがいくから帝王切開するんだなって。でもそうじゃない。ものごとがわかっていくことっていうのは、今すでに起こってることをよく観察することによって気づかされるんです。それがすばらしい。今も気づかずに通り過ぎてることがいっぱいあるんじゃないかなと思います。ぼくがこれまで話したこともそうですよ。証明されてないことがほとんどなので。でもそれを突き詰めていくことで人の役に立つ可能性もある。役に立たない、たんに楽しいだけかもしれないけど。この本を読んで突き詰めてみようと思う人が出てくれればうれしいね。

――ええ、それは私も期待しているところです。謎はたくさんありますので。

先生　ぼくはね、しばらく小学校や中学生に性教育をしに行ってたことがあるんです。胎児の写真を見せたり、お父さんとお母さんの関係を話したりするんですよ。クローンの話とかもね。そうすると、みんなおもしろがって質問するんですよ。それが楽しくて。大人ってほとんど質問しないけどね。でさ、要するに、これはある意味、お母さんと胎児のコ

註12　H Masuzaki et al.：Labor increases maternal DNA contamination in cord blood. Clinical Chemistry, 50: 1709-1711, 2004

ミュニケーションだと。ＤＮＡを通じて、お母さんと胎児が情報をやりとりしてるんだって話をしてたんですよ。そんなときにね、そういえば、胎児のＤＮＡって半分は父親由来だよなって。父親って母親の妊娠中は外にいてなんにも関係ないって思ってたけど、考えてみると、胎児を介して母親にいってるやん、父親のＤＮＡが。えーっ、て！

――ははは。

先生　夫婦はまったく遺伝的なつながりがないって思ってたけど、子どもができるとつながっちゃうんだなあ。すげえなあ、めちゃくちゃおもしろい、感動だよねって、いろんなところで話をすると、みんな喜びますよね。

――本当ですね。もう、びっくりです。

先生　妊娠における父親のアイデンティティって、説明がむずかしかったんですよ。あるとき、超音波の話をしているときに、胎児と母親の会話なんてことを話してたと思うんだけど、ある教授から、父親ってどういう役割をもってるのか、わかりやすく説明することを考えたらどうかっていわれて、そのときにいろいろ考えたんですよ。でも、そのときはこんなこと思いつかなかった。でも、こうなると、いきつくところはやっぱり家族ってことだろうなあ。父親と母親との血のつながりっていう話までできるんですよねえ。

――子どもができることによって、みんなつながるっていうことですね。

先生　すごいよねー、お父さんのDNAがお母さんの体の中でぐるぐる回ってるんですよ。

――本当にすごいですねえ。

精子のY染色体が女性に入る？

先生　DNAって体から離れたとたんに消えてしまうけど、おそらく一部は残るんですよ。細胞として骨髄とか脾《ひ》臓とか肝臓に入り込んで、そこからDNAを出し続けるんです。そういえば、たしか父親の細胞が入り込んだっていう病気の報告があったなあって思って、調べたらあった。スクレロデルマ、強皮症という皮膚や内臓が硬くなる病気です。強皮症を起こしているのが、父親由来の細胞だということが「ニュー・イングランド・ジャーナル・オブ・メディスン」に載ったんですよ。一九九八年です。アートレットっていう人（註13）。

註13　CM Artlett et al. : Identification of fetal DNA and cells in skin lesions from women with systemic sclerosis, N Engl J Med, 338: 1186-1191,1998

——二十年前の研究ですね。

先生 強皮症はある種の膠原病《こうげんびょう》で、発疹をつくる。

——女性の病気ですか?

先生 いや、男性にもあるんですが、男女比は一対九で、圧倒的に女性のほうが多いんです。男女差がある病気ってそんなにないんですが、強皮症は圧倒的に女性に多いわけです。だから妊娠とか月経とか女性にしかないものに関わってるんじゃないかとは思われてたけど、原因はわからなかった。それでアートレットが発疹をとって調べてみたら、細胞がY染色体をもっていた。つまり、男性の細胞があるってことを見つけたんですよ。

——その人は男の子を産んだんですか?

先生 わかりませんが、おそらくそうでしょうね。

——女の子だったらY染色体は入りませんものね。

先生 それが、ゼロとは限らないんです。というのは、精子はY染色体をもってるから、セックスすると精子のY染色体が入るかもしれない。

——え、セックスするだけで、ですか?

先生 そう。否定はできないです。

――えーーーっ、それはさきほど以上のショックです。ということは、胎児を経由しなくても血はつながるということですか？

先生 そういうことです。血ではなくてＤＮＡですけど。

――証明はできないけど。

先生 うん、そこはね。でも妊娠した女性では証明されたからね。

――胎児の男女差は調べてないんでしょうか？

先生 おそらく父親由来の細胞やＤＮＡが原因だとすると、胎児が男でも女でもなるんでしょうが、調べているのが、Ｙ染色体のあるなしだからね。ＸＸだったら、胎児とお母さんのＤＮＡの区別がつかないから。

――ああ、そうか。

先生 だから、Ｙ染色体を持ってるものだけわかるわけですね。

――発疹じゃない部分にはＹ染色体はないんですね。

先生 ない。

――発疹にだけある。

先生 そう。だからおそらく胎児の細胞がある場所にいって、そういう病気が起こってる。

アートレットはそう考えた。そういう論文があったんで、おもしろいねーって。強皮症って、しかし、ほとんどいないよなあと思って当時の皮膚科の教授にいったら、自分は強皮症の専門家で、今でも自分の患者さんが二十人はいるよっていうから、えーっ！　やったー、血液ちょうだい、血液ちょうだい、本人によく説明してもらってちょうだいって頼んだら、いいよって。病気を起こしてる人で男児を出産したことがあるかどうかを答えてもらって、血液をもらってＹ染色体由来のＤＮＡがあるかどうか調べたんですよ。比較の対象にしたのはＳＬＥ（全身性エリテマトーデス）という膠原病の人で、そうしたらＳＬＥからはゼロ、強皮症からは半分の人に出たんです。だからやっぱり父親由来の何かが関係してるだろうと。

――男の子を妊娠した女性は、血液中にもＹ染色体があるということですか？

先生　Ｙ染色体由来のＤＮＡがある。

――すごい話ですねえ。

先生　これはぼくの後輩の学位論文のためにやった研究で、子どもを産んで研究を中断しているので、まだ英語論文にはなってないんですが。日本語のはあります（註14）。

――お父さんとお母さんはつながっているっていうことですね。

先生　つながりっていえばつながりですね。胎児を介して父親のＤＮＡが母親に入ってくる。母親のＤＮＡは胎児に入るまでで、それより外には出ていきようがない。母親のＤＮＡは父親にはいかない。父親はさびしいことに、あげるだけみたいな、ははは。

――その話って、お父さん、めちゃくちゃ元気になるんじゃないですか。

先生　うん、お父さんは喜ぶ。話は、夫婦の顔が似てくるっていう話につながるんだけど。

――でも先生、子どもを産んでない夫婦もだんだん似てきますよ。

先生　うん。

――ははは。

先生　そっちは精子由来の話かも。いずれにしても、妻のほうが夫に似てくる。ははは。

――そのことは強皮症でたまたまわかったわけですが、強皮症を発症していない女性でも父親由来のＤＮＡは入ってるということですね？

先生　そうそう。一般的にみんな起こってることかもしれない。今は強皮症の原因とだけいってるけど、この現象は妊婦には普遍的に起こってることで、病気になるのはほん

註14　立石聖子・増﨑英明「マイクロキメリズムと強皮症」ペリネイタルケア 33: 964-967, 2014

の一部の人なんですよ。間違って病気になるんです、おそらく。普遍的に起こっていることは、進化論からいっても、生きることにマイナスだったら除去されていくはずで、それがされてないっていうことは、別の何かで、必ずプラスに働いてるはずなんです。それは確信してます。だからこれがプラスに働いていることを証明することほど大事なことはないと思ってるのね。後輩には、そういう仕事をしてくださいといってるんだけどね。ぼくはおそらくこれは免疫寛容（註15）みたいなことに働いていると思う。まず調べるべきは。

――いやあ、おもしろいです。

先生　昔は妊娠中毒症といってた妊娠高血圧症候群って、一人目を妊娠したときに多いんだけど、二人目は軽くなるか消えるんです。でも、夫が変わるとまた発症する。なぜか。一人目で免疫寛容ができても、また別の抗原が入ってくるからと考えると非常にわかりやすいよね。理論的にはこういうことが考えられる。だけど研究してる人はいないんじゃないかな。アイデアだけ。みんな臨床で精いっぱい。こういうの考えられる余裕がないんですよ、残念だねえ。

――基礎医学をやる人がもっと必要ですね。生物にとってものすごく重要なことがあるからずっと続いているわけですからね。

先生　そうなんです。もうひとつはね、胎児の細胞がお母さんに入るってことは、幼若な細胞が入るってことですよ。なんにでもなれる幼若な幹細胞が母体に入る。半分はお母さんと同じだから免疫反応が起こりにくい。そうすると母親の損傷部位に集まって修復するんじゃないか。たとえば神経細胞とかね。胎児が母親を治療する。

――ということは、妊娠出産してない女性と、している女性とを比べて、前者に圧倒的に多い病気を調べるといいですね。胎児がお母さんの何かを治してることがわかるかも……。

先生　そうですね。「ステムセル」っていう雑誌に載ってたんですが、マウスだったか何かでパーキンソン病の動物モデルをつくってて、たまたま妊娠した動物の脳を見てたら、傷のある部位に胎仔の細胞がいっぱい集まってたっていうんですよ。これはすげえなあ。人で起こるとすると、ブラッドブレインバリア（血液脳関門）をすり抜けていかないとだめなんだけど、そこを通す通さないを判断するシステムがあるのかなあって。

――血液脳関門って、脳に有害物質が入らないようにするバリアですから、異物はまず

註15　異物（ここでは胎児）に対して免疫応答が起こらないこと。

容易には通過できないですね。

先生 どうして通るのかなあ、自分の子どもだから細胞が通りやすいとかありますかねえって専門の先生に訊ねたら、飲みに行こうっていわれてそのあと聞いてないけど、ははは。

——ははは。

母はなぜ胎児を拒絶しないか

——またまた初歩的な質問なんですが、お母さんに胎児のDNAが入るといいますけど、そもそもなぜ拒絶されないのでしょうか？

先生 母親が胎児をなぜ拒絶しないか。これは昔からの大きな謎です。きわめて重大です。たとえば父親の組織を母親に植えたらたちまち排除されます。父親は異物ですから。胎児は母親にとって半異物です。半異物が入っても除去しないのが謎なんですよ。おそらく子宮って特殊な場所なんです。免疫が非常にゆるいんじゃないかなあ、ゆるいとしたらどうしてゆるいのかなあってずーっと思ってたんですよ。それで、羊膜について考えたんです。

羊膜って胎児側からできる膜です。羊膜って今、あることの治療に使ってるんですよ。ご存じです？

――なんだろう。

先生　目です。翼状片《よくじょうへん》っていう病気があって、目の内側から黒目のほうに膜が伸びてくるんです。これが瞳の上まで伸びてくると目が見えなくなっちゃうから剥《は》がさないといけない。でも剥がすとまた再発するんです。そこに、羊膜をぺたって貼るときれいになる。先進医療でやってますよ。

――他者のものでも貼れるのですか？

先生　そうなんです。それが不思議でしょ。うちの病院では二〇一七年から羊膜バンクをつくって、よその施設に提供してます。もちろん羊膜は産婦人科で妊婦さんに同意をもらって採取しています。羊膜は捨てるだけなので、人のために役立つならいくらでもどうぞ、うれしいよねえって。羊膜ってすごいんです。慶應義塾大学の若い女医さんに来てもらって、羊膜からつくった心筋細胞を見せてもらったんですよ。テッカンテッカンって動くの。ひえ〜っ、すごい、羊膜って。

――胎児の細胞を使った再生医療の研究がありますけど、羊膜からも心臓の細胞がつくれるんですね。

先生　非常に幼若ですから、なんにでもなれるんです。翼状片を再発させないのは、免疫を抑制する機能があるからなんです、きっと。もともと胎児を包んでる膜ですよね。胎児自身はお母さんにとって半異物だけど、包んでる羊膜は受け入れられてるんです。だから拒絶されないんですよ。きっとね。

――なるほどー。

先生　特殊な場所は子宮の中っていうより、羊膜ですね。脱落膜は母親がつくる膜だけど、脱落膜と胎児の間に羊膜があって拒絶させないようになっている、と考えると拒絶されない理屈がわかると思うんです。

――もし妊娠中に羊膜が破れると緊急手術ですか？

先生　一日ぐらいは余裕あるでしょうね。ぼくの若い頃の話ですけど、赤ちゃんが細菌に感染したら死んじゃうので、とにかく水が漏れないようにお母さんの腰を高くして点滴や抗生剤を打って、何週間かもたせたことがあります。自然分娩でいいのですが、感染すると非常に予後が悪いので、早めに外に出してあげましょうといってます。

最初に大事なのは肺

──知れば知るほど、上手にできてるなあと思いますね。

先生 そうですね。人間の胎児の臓器の中で最後まで完成できないのは脳なんですけど、脳は、なくても生きていくのに必須なわけじゃない。無脳児だってしばらく生きる子がいるわけだからね。心臓も大事だけど心臓がなければもともと生きてないからね。そういう意味で、生まれて最初に大事なのは肺なんです。ところが臓器の中で、たとえば肝臓や腎臓は完成していても肺はまだできてなくて、一番遅い。三十五週より前は完全にはできていない。

──三十五週ですか？　それより早く生まれる子がいますよね。

先生 だから早産すると死んでしまうんです。前にもいいましたよね。私が医者になった頃は二十八週以前に生まれると死んでいました。それがなぜ死ななくなったのか。未熟児医療が発達したのと、サーファクタントができたからなんです。

――サーファクタント？

先生 肺胞がつくる界面活性剤のことです。岩手医大小児科の藤原哲郎先生が、一九八〇年代に開発したんですが、生まれた子どもに注入するんですよ。そうしたら肺が開くんです。

――そんな大事なものが日本でつくられていたんですね。

先生 すばらしいです。未熟児が人工呼吸器で助かるようになっていたのが、サーファクタントでまた一段と助かるようになったんです。それまでどうしてたかっていうと、肺ってすごい大事だけどなかなか成熟しないから、肺を早く完成させるために破水させたんです。おもしろいでしょ。破水すると急速に肺が発達するんです。だから人工的に破水させて待ったんです。すぐに産ませたほうが感染の確率は低いんですけどね。

――空気吸うぞ吸うぞって準備してるということですか。

先生 準備してるんでしょうね。破水すると肺胞のII型細胞が感知して、サーファクタントがつくられるんです。不思議なことはいっぱいある。

――本当に不思議です。

先生 陣痛ってどうして起こるのかとか、なぜ予定日に生まれるのかって、いまだにはっきりしたことはわからないです。一九六〇年代、陣痛はおそらくステロイドホルモンが関与してるだろうって思ったリギンスって人がいるんですけど、ステロイドを投与した羊と投与しない羊の二群をつくって、ステロイドと陣痛との関連を調べたんです。ところがちっとも変わらなかった。なのに、ステロイドやったほうの子どもは生きてて、やらなかったほうは同じように生まれたのに死んだ。早産しても、ステロイドやってる側の子どもは生きて、やってないほうは死んだ。まったく違う目的でやってた研究だけど、それが別のところで役に立った。肺にサーファクタントを早くつくらせようと思ったら、母親にステロイドを打てばいいってことがわかったんですね。今もステロイドをやってるんですよ。

――早くつくらせる理由は破水があるからですか？

先生　ステロイドを投与すると、破水してなくても早くつくられるんですよ。

――なんのために早くする必要があるんですか？

先生　たとえばお母さんの血圧がどんどん上がってるとか、赤ちゃんが小さくて弱ってるとか、いろんな理由があって一刻も早く胎児を出さないといけないときです。産科診療ガイドラインでやり方もばっちり決まってるんですよ。肺が成熟しているかどうかの検査も、羊水をとってその中の物質を調べるんです。L／S比っていうんですけど、あるいはシェイクテストとかバブルテストをする。羊水をばーっと振るとあぶくができるんです。簡単な検査だけど、そういうのをやって肺が成熟してたら産みましょう、成熟してないともうちょっと待ちましょう、ってやる。それがけっこう、赤ちゃんを助けられるようになった理由なんですよ。でもなぜ陣痛がくるかはわからない。羊でははっきりわかってて、プロゲステロンとエストロゲンっていう女性ホルモンのバランスの違いで陣痛がくるんです。でも人では、それがないんですよ。

――哺乳類だからといって同じではないんですね。

先生　ええ。なぜ四十週で生まれるのかも細かいところはわからない。変ですよねえ。なんで根本的なことがまだわかんないのっていうか、思いつかなきゃ調べないですよね。最近の若い先生たちは不思議を思いつこうとするような環境におかれてない。それがさみしい。

――お医者さんが忙しすぎて。

先生　うん。でも、こんなにおもしろい3K、じゃない、4Kってないですよ。感動、心、興味、高収入！「全然高収入じゃない」ってどこかから声がかかったりして、ははは。

第七章

妊娠・出産の世界
長年の研究と経験
でわかったこと

つわりとは何か

――またまた基本的なことですがよろしいでしょうか。

先生　基本的なことって学生は絶対聞かないですよ。こんなこと聞いたら恥ずかしいと思う。だけどそこに大事な質問があるんですよね。

――いいでしょうか。

先生　どうぞっ！

――私の担当編集者がつい最近出産したんですが、妊娠してるときに打ち合わせに喫茶店を指定したら、すいません、コーヒーのにおいがきついからというんで店を変えたんです。コーヒーに限らず、妊娠中は食べられるもの食べられないものが変わりますが、あれは胎児とお母さんの間に何が起こって反応してるんでしょうか。

先生　アレルギー反応だって説明がされてますね。でも、本当はわかってないんですよ。

――わかってないんですか。つわりって重い人と軽い人がいますよね。

先生　うちのかみさんなんか、なんにもなかったですよ。食欲は増す。太らないように食べすぎたらだめですよっていうぐらいです。そういう人もいれば、まったく受け入れられない人もいる。朝から晩まで吐いて、体重が減っていく。治療法はいくつかあるんですが、そういうことは本にいっぱい書いてあるので除くとして、昔話をするとね、福澤諭吉がいいことをいってます。

――え？

先生　『養生《ようじょう》の心得《こころえ》』の「婦人妊娠中心得の事」にあるんですが、「悪阻《つわり》の為に二、三ヶ月目に嘔気《おうき》強くして思わしく食う事の出来ぬものあり。このときには強いて食うべからず。随意に少しずつ食うをよしとす。勿論非常に悪阻の強き婦人は薬用せねばならぬなり」。おおよそ今もこの通りですよ。

――へーっ！

先生　今はそんなことするかどうかわかんないけど、絶食療法ってありました。まったく食べないんです。赤ちゃんはほんの数センチしかなくて、栄養はお母さんからいくらでも吸い取れるので、お母さん、無理に食べる必要はないんですよっていったら、ぽとっと治る。

――そうなんですか。

先生　二人分食べろって、ばあちゃんたちがいうわけですよ。二人分なんて食べなくていいですよ、お母さんから吸い取って胎児はいくらでも大きくなるから大丈夫ですよって。

――ということは、精神的な要因があると？

先生　もう、それは大きいですね。お母さんって精神的なゆらぎがものすごく大きいんですよ。

――医学的には解明されてないんですね。

先生　ないですね。医学的に解明されていれば治療法があるんでしょうけど、ほとんどないですよ。はあ、つらいねえ、で終わりですね。ヨーロッパでは何をするかっていうと、まずジンジャーです。

――ショウガですか。

先生　うん、あれが特効薬だってジンジャー食わせる。日本に帰ってきてやってみたら、ショウガが苦手な人が非常に多くて役に立たないのね。おもしろいね。向こうの人の食べるものって、ジンジャーがいっぱい入ってるじゃないですか。

――いわれてみるとそうですね。

先生　なんにでもかんにでも入れる。

――柑橘類や梅干しみたいに酸っぱいものを食べる人が多いようですが、味覚に影響が出ているということは、何かが起こっているんですよね。

先生 そうです。壁の土を食べるって知ってます？

――え？

先生 壁の土を食べるんですよ。今は壁紙が貼ってあるから食べられないけど、昔は土壁だったでしょ、あれを食べるんです。そういう話はいろいろあって、妊娠すると嗜好《しこう》が変わるんですね。

――どういうことですか。

先生 どういうことなんでしょうか。

――とにかくお腹に入れないといけなくなる。だけどごはんは食べられないということ？

先生 異食症っていう病気です。おそらくメンタルなものですよ。

――精神的なストレスということですね。つわりの期間は人によって違うんですか？

先生 そうです。まったくない人もいれば、妊娠中ずーっとある人もいる。まれだけどかわいそうです。メンタルじゃないですかねえ。

――つらいことですね。人ひとりをこの世界に生み出すわけですから、喜びもあれば不安もありますよね。まわりの人がそこをちゃんと理解できればいいですね。

帝王切開と自然分娩の違い

――帝王切開と自然分娩の違いについてうかがいたいのですが、帝王切開の場合は経腟分娩のように肺胞液をぎゅーっと絞り出すプロセスがないわけですよね。そうすると、出産後すぐに胎児はうまく呼吸ができないのではありませんか。

先生　子宮の切開創と胎児の間にすきまがあって、胸が圧迫されずに胎児がスポンと生まれたときは、肺に肺胞液が入ったまま生まれていて空気と入れ替えられないから、微妙な顔してますよ。第一声を出したいけど出ない。う、ぬーって。だから、チューブを入れてじゅじゅじゅーって吸うわけです。肺までは入れられないから鼻と胃袋まで入れるんですけどね。そうすると肺胞液もいっぱい出てくるんです。

――肺胞液が胃から出てくるんですか？

先生　いや、気管から。気管から上は食道と一緒になった咽頭《いんとう》なのでそれなりに引いてるんでしょうね。ぼくが学生のときは不真面目だったし、お産も見たことなかったから、生まれた子にチューブ入れてるのを見て肺から引いてるんだと思ったけど、そんなことありえないので。

――帝王切開で外に出てから肺呼吸まではどのくらいの時間がかかるんですか？

先生 ぼくらは一分後に評価するんです。アプガースコアといって、十点満点でいくらってつけるんですね。その中に、呼吸をちゃんとやってるか、心臓がちゃんと打ってるか、反射があるか、といった項目がある。五分間泣かないと少し心配ですよ。たいがいは一分以内に泣きます。たまに一分泣かない子もいます。だから障害を起こすっていうわけではないです。

――自然分娩の子は、肺胞液を鼻からじゅじゅじゅじゅーっと出して空気をふわっと吸うわけですね。帝王切開の子はチューブで肺胞液を抜かれて、あとは自分でふわーっと空気を吸うわけですか？　どういうふうに呼吸を始めるんですか？

先生 うーぬ、ぼぉーって感じ。普通に生まれた子みたいには元気がない。やっぱり水がたまってるから。顔が赤いままに、うーっ、うーっ、おぎゃーっみたいな。

――ちゃんと声は出すんですね。

先生　泣かないと大変なので。肺胞液は自分の中でも自然に吸収されるんですよ。それが遅れたりするのを帝王切開児症候群っていうんです。肺胞液のたまった状態があまり長く続くと酸素濃度が上がらないので、酸素をやらないといけない。

——病名があるんですね。

先生　それなりの理由があって帝王切開してることは、お母さんも知ってるのでね。

——そもそも帝王切開っていつからなされてるんですか？

先生　ドイツ語でカイザーシュニットといって、皇帝シーザーが最初だって話がありますけどあれはウソでしょうね。日本で最初にやったのはよくわかっていて、一八五二年（嘉永五年）なんです。埼玉県秩父郡（当時）の伊古田純道《いこだじゅんどう》と岡部均平《きんぺい》っていう先生で、もちろん無麻酔ですよ。昔はヨーロッパだってみんな麻酔なしですけどね。でも戊辰《ぼしん》戦争のときはクロロホルム使ってるんですよね。刀傷とか鉄砲の玉ですぐ死んじゃうので、ウィリアム・ウィリスっていうイギリス人の医者がクロロホルム使ってばんばん壊死《えし》した手足を切り落としてる。日本人はみんなびっくりした。日本で手術に麻酔を使ったのはそれが最初じゃないですかね。また脱線しました。

——日本初の帝王切開って、なんらかの理由があったわけですよね。

先生　どうしても赤ちゃんが出なかったんでしょう。おそらく死産ですよ。とにかく、片方の手だけ出た状態で止まってしまうともう絶対に出ないんですよ。出せないとお母さん死んじゃうからなんとか出さないといけない。だから子どもは死んでたんじゃないかと思います。両方とも生かそうという発想はもともとはなかったんだと思うんですね。もちろん初めてだから手術をやるのはこわかったでしょう。母親がこわいのはもちろんだけど、医者もね。

――お腹の中は見えないですものね。どこを切ればいいかもわからない。

先生　それが不思議でしょう。古典的帝王切開っていうのは、子宮を縦に切るんですよ。縦にぱかっと。ところが、ある時期からは今もそうですけど、子宮の下のほうを横に切る。なぜかというと、縦に切ったら次に妊娠するときにけっこうな確率でぱかっと開いちゃうんです。帝王切開するとよく、子宮の傷のところが膜一枚になってたりするんです。卵膜だけでつながって子宮の筋肉はつながってないみたいな状態です。ところが横に切ってると、それでも破れずにもつ。縦だともたないことがあって、破れると赤ちゃんが腹の中に出てしまう。誰が最初にやったんだろうって帝王切開をするたび、いつも思うけど、最初に横に切った人はすごいですね。

――帝王切開には理由があるとおっしゃいましたが、まずは母体を助けるというところから始まったわけですね。

先生 もともとはそうですね。

――そこから赤ちゃんを生かすために出すようになった。

先生 今はほとんどみんなそうです。

――いつ頃から逆転したんでしょうか。

先生 赤ちゃんが生きてるってことがわかってなきゃならないから、ラエンネック（一七八一―一八二六）が聴診器をつくってからでしょうね。だから、帝王切開ってけっこう古いんです。日本でみんながやり始めたのは明治になってからでしょうね。

――帝王切開って、改めて考えるとすごい訳語ですね。

先生 英語でシザリアンセクション、シーザーですよ。ドイツ語ではカイザーシュニット、皇帝手術ですね。

――同い年の友人が四十歳で双子を産んだんですけど、帝王切開でした。

先生 今は双子はほとんどみんな帝王切開です。でも、ぼくが産婦人科医になった頃は基本すべてのお産は経腟分娩ですよ。最初から帝王切開なんてまったく考えられないです。

――お腹の中にいるとき、二人はどういう状態で存在してるんですか。

先生 大きく分けると、三つあって、二人とも頭が下にあるケース。二人とも頭から生まれます。世界的に、下から産んでもいいっていわれてます。

――抱き合っているみたいですね。

先生 もう一つは、一人目は正常で、二人目は逆子の組み合わせです。三つ目は一人目が逆子の場合。これなら二人目は正常でも逆子であっても、文句なしに帝王切開です（図17）。今は、逆子ちゃんってほぼ100パーセント帝王切開ですよ。なぜかというと、ライトっていう人の一九六〇年頃の論文（註16）があって、すべて帝王切開したら脳障害児が激減したっていうんですよ。それ以来、ぽこっと変わったんです。世界にわーっと広まった。日本では一九八五年頃まで逆子でもけっこう下から産ませてましたけど、そんな論文がきっかけでみんな帝王切開するようになったんです。そうしたら何が起こったかっていうと、帝王切開をしたことのある人で次のお産をする人が増えたんですよ。帝王切開後に二人目以降の子どもを産む人が増えたんです、とくにアメリカで。一方で、一回帝王切開したら次

註16　RC Wright : Reduction of perinatal mortality and morbidity in breech delivery through routine use of cesarean section, Obstet Gynecol, 14: 758-763, 1959

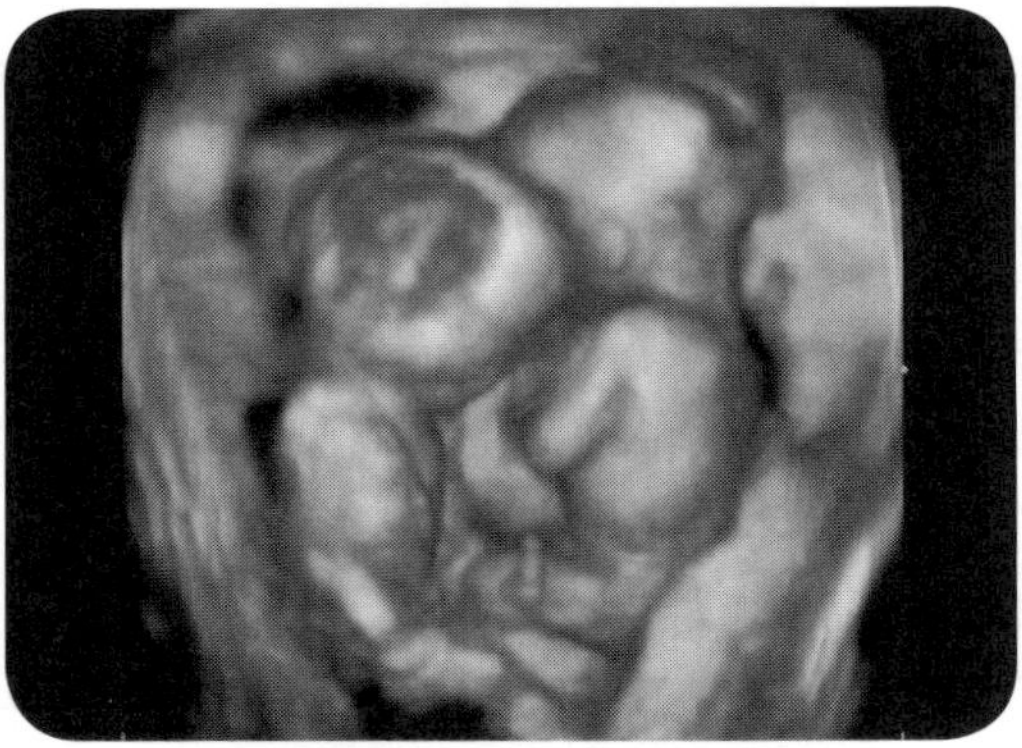

図17　双子(二人とも逆子)(著者提供)

も帝王切開する。なぜかというと、1パーセントぐらいの人で子宮の破裂が起こるから。それを恐れて帝王切開したんです、アメリカで。すると帝王切開をされた妊婦さんがどんどん増えてきたわけです。一九九〇年頃のアメリカですよ、また。するとこれはいけない、帝王切開を減らさないといけないって何をやったかっていうと、Vバックです。Vバックっていうのは、"Vaginal Birth After Cesarean"の略ですね。

――VBACですね。

先生　ええ。帝王切開で子宮を切ったあとのお産を、経膣分娩するっていうことです。帝王切開した人も次は下から産ませよう。そうすれば帝王切開が減るだろうと。これをキャンペーンみたいにやるんですよ、アメリカって。そうしたらやっぱり子宮破裂が増えて、医療事故や訴訟が増えてきたんです。それで、とにかくお腹を切ったら次はもう絶対、帝王切開だっていうことにまた戻っちゃった。で、最近はまたTOLAC (Trial of labor after cesarean delivery) といって、経腟分娩が試みられています。

――ああ……。

先生 もう、大変ですよ。行ったり来たり。キャンペーンやられてる間の妊婦さんたちはなんなんだ、実験されてるだけじゃないかって思うんだけど……。

――最近読んだ記事なのですが、一度帝王切開すると次に自然分娩ができないことに精神的に傷ついているお母さんたちがいると……。

先生 今、一回、帝王切開して、次は下から産みたいっていう人がいたら、それは日本ではかなり冒険なんですよ。

――十分説明しないと、事故があったときに大変なことになりますね。

先生 というか、ほとんどの開業医の先生は、「わかりました。どうしても下から産みたいっていうんだったらよそに行ってください」っていいますよ。産婦人科はそんなリスクを負いたくないんです。やっと訴訟が減ってきたので元に戻りたくない。切ったほうが、お母さんも医者も楽なんですよ。いったん子宮が破れたら子どもに障害が残ったり、お母さんも大出血を起こす可能性がある。だから長崎大学では帝王切開しなさいって後輩たちには教えています。無理やりがんばって下から産ませても、百人に一人が事故を起こしたら取り返しがつかない。無理をせず、両親に納得してもらって切ればいいというのが、私の考えです。

——その記事は、帝王切開という方法が「あってよかった」とポジティブに受け止められる社会であればいいね、という結論だったんです。自然に産めないことに対して、夫の両親やまわりの目が厳しいそうです。

先生 自然分娩だろうと帝王切開だろうと、元気に生まれればそれでいいんですよ。それがゴールなんです、お産って。だって、無理やり経腟分娩することにメリット感じないですよ。リスクを十分説明した上で、それでも下から産みたいっていう話を聞くと、ぼくらがピンと思うのは、「わがままだな、この人」ということです。

——わがまま？　私はちょっとかわいそうだと思うんです。そういうことを追い詰められている状況があるから、気の毒だなと。

先生 追い詰めてる人が悪いんですよ！

――そう、そう、そうです。

先生「私がお産した頃はなぁんにもなかったのよぉ～」って、ばあちゃんたちがいうわけです。それはその人の話で、じゃあ一万人見たらどうなる？　それは医療側しか知らないわけだから説明しないといけませんけれど。成人T細胞白血病のキャンペーン（二三〇頁参照）のときもそうでしたよ。母乳が感染源だってわかったから、感染を自分の代で止めようとがんばって母乳を止めてるのに、「私の頃はあなた、おっぱいが出ないなんて、それは大変なことでしたよ」といっていじめるわけよね。それは姑《しゅうと》の嫁イジメですよ。今の話もそうです。悩んでる妊婦さんいたら、「ここのばあちゃん呼び出して話してやらなあかん」って、おばあちゃんを呼んで話をしますよ。「ばあちゃん！　あんたの時代と違うで！」って。もう、大変ですよ、今は！　ん？　昔からかな？

お産はリスクが伴うもの

――双子でも逆子でも普通に産んでいた時代のお母さんたちは大変でしたね。

先生　全部下から産ませました。今は長崎大学では、一度帝王切開したら、次は必ず帝王切開します。昔はそんなこと全然ない。同じく逆子だったら絶対に帝王切開します。昔はそんなこと全然ない。今はもう逆子の経膣分娩を見たことのある医者はほとんどいなくなってます。私がおそらく最後の世代です。ぼくは、逆子でもなんでも下から出せますよ、自信をもって。でもそれがなくなって二十年経ったらそのやり方はもう社会から消えていく。あっという間に消えていく。そうしたら二度と元には戻らないですよ。

――リスク最優先なんですね。

先生　帝王切開は母親だけでなく医者にとってもすごく楽なんですよ。

――すごく楽?

先生　いつやってもいいわけです、昼でも夜でも。

――ああ、そうか、そうですね。

先生　「帝王切開の社会的適応」というんですが、夜中は人手不足だから昼切っちゃう。

――お医者さんの都合でできるということですね。

先生　そう！　お産のリスクを考えると、夜になると人手がなくなって危険性が高くなるので昼間にやりますと。ヨーロッパやアメリカでは無痛分娩があたりまえなんですけど、夜中にやると何が起こるかわからないから、昼間のうちにやって、何か起こりそうになったら帝王切開するみたいなことがあるんです。

――今の日本はどうなんでしょう。帝王切開と自然分娩は半々ぐらいですか？

先生　いや、そんなにないです。大学病院ではもちろん多いですが、診療所の先生は自然分娩だから、おそらく全体での帝王切開は10～20パーセントぐらいでしょうね。ぼくらの頃は5パーセントを超えたらとんでもないっていわれてました。とんでもないヤブだ、帝王切開するのはヤブだ、経腟分娩できるはずなのにって。でも、当時は無理に経腟分娩することで事故を起こした人はいたでしょうね。そういうリスクを考えた上でのお産だと考えてほしいと思います。お産は安全が第一なんです。

――お産にはリスクがあるという認識は、今の時代にはあまりないですね。

先生　安全神話ができて、お産は病気じゃない、普通に産むのがあたりまえっていうのを助長させた時代があったんですよ。産婦人科の先生が自分の病院でお産させるために、フレンチのフルコースや特上寿司を食べさせたんですよ。バブルの頃です。

——妊婦に食べさせるということですか？

先生　そう。ご存じない？　すごい競争だったんです。

——私と同年代が出産した頃ですね。一九八〇年代後半から九〇年代初めでしょうか。

先生　まさにあぶくのような時代ですよ。

——うちで出産するとこんなフルコースを食べられますよと。

先生　そう。妊婦さん側もドクター・ショッピングですよ。前はフレンチだったから、今度は寿司だって。こんなことでは、お産にリスクがあるなんてことは誰も思わないですよ。そんなときに、救急車の受け入れ拒否や、緊急の対応が間に合わずに流産したとか、いろんな問題が起きて、たらい回しという言葉が流行して、周産期医療崩壊までいったんです。ぼくが教授になった頃ですよ。二〇〇六年頃は新聞にそんな記事が山のように載ってました。

——産婦人科医のなり手がいなくなった頃ですね。テレビでも盛んに報じられていたのを覚えています。帝王切開をする医者はヤブだといわれたのはいつ頃までですか？

先生　一九八五年ぐらいまででしょうね。だけど、帝王切開による対応が一般化しすぎたことで失われたものも大きかった。双胎妊娠や骨盤位分娩が、経腟分娩で出産できない社会になった。

――経腟分娩をできない社会。

先生　うん。若い先生は見たこともないから、できるわけがない。私みたいな、おじいちゃんだと、そうねえ、やってみましょうかあ、みたいなもんでしょうけど。

――お医者さんもこわいんですね。

先生　だって見たことないですから。自分が見たことないものはできないですよ。教えてくれる先輩もいない今はとくにそうです。ちょっと間違えたら訴訟です。いやな世の中になりました。でもお産自体にそういうリスクが含まれてるという患者さんの教育を怠った部分が、われわれ医療者の側にもあったと思うんです。この頃は分娩二百五十件に一つは危うい分娩だといってる。考えてみれば、私が生まれた一九五〇年頃の母体死亡率って、およそ六百分娩に一つだったんですよ。今は三万分の一ぐらいです。

――ずいぶん改善されましたね。周産期（妊娠二十二週～生後七日）の赤ちゃんの死亡率はどうですか？

先生　周産期死亡率は、一九五〇年当時は二〇分の一で、今は二〇〇分の一ぐらいです。周産期死亡はまだ案外高いんです。みなさんちょっと認識が甘いと思うんだけど。母体は本当に死ななくなったといっても、日本で毎年五十人前後はお産で亡くなっています。でも、そこまで減った、減らす努力をしたってことですよ。私が生まれた時代は毎年三千人が亡くなっていたんです。でもそのことを上手に伝えられなかったですね。もっと上手に伝えるべきだった。ゼロだと思われているような感じになってますから。

――そうですね。

先生　母体死亡率も周産期死亡率も日本の低さは世界でトップクラスですよ。それは医療者ががんばっているからで、日本人だからじゃないんですよ。間違いなくそうなんだけど、がんばりすぎて、お産は何もリスクがないと国民に思われるようになったんですね。

――今も年に五十人前後の方は亡くなるとおっしゃいましたが、どういった原因なのでしょうか？

先生　昔は産褥熱《さんじょく》が圧倒的に多かった。それから妊娠高血圧症候群。帝王切開にすごくリスクがあって、抗生剤もなかったのでお腹を切られれば感染の危険がありました。でも今は産褥熱なんてもうないですよ。五十人前後のお母さんが亡くなる原因は、まず出血です。

次に肺に物が詰まる。それから母体の疾患ですね。心臓や脳の出血とかですね。

――心臓病や脳出血は出産の段階で起こるということですか。

先生 そうです。

――それまでは元気だったのに？

先生 いやいや、元はあるんですよ。

――ではリスクは承知で出産されたということですか？

先生 いや、気づいてないんでしょう。明らかに心臓に穴が開いてるとか、顔が真っ青になるとか、そういう人は最初から妊娠を許可できないです。でも、妊娠したってことは、本人も医者も気づいてない。それぐらいの人が心臓病が悪化したり脳出血したりするんです。だって妊娠って循環血液量がばーんと上がりますからね。水気たっぷりの体になるんです。体重は10キロ増えます。考えてみたら胎児が3キロでしょ、胎盤が500グラムと羊水500グラムで4キロでしょ。子宮が500グラムとすると、いろいろ合わせても5キロ以上増えるはずはないですよ。ということは、あとは母体が増えてるわけですね。

――産後の肥立《ひだ》ちが悪いってよくいいますね。

先生 この頃はいいません。死語ですよ、それは。昔は産褥熱でけっこう死んでたからでしょうね。昔、お産のあとってどうしてたか知ってます？　今は、ああ、きつかったって寝てますよね。昔は夜通し座ってたんですよ。悪い血を出さないといけないって思ってたんでしょうね。そういう椅子もあったんです。ずっと座ったままです。福澤諭吉先生もいってます。「産後に坐りて幾日も暮す事、これまた日本の悪風なりて、この為に起る悪しき事色々あり。追々に止まる様に致したき事なり」って。きついですよねえ、お産って。おまじないみたいなものだったんでしょうねえ。自然に返ろう、自然分娩しましょうっていう助産師さんはけっこういて、妊婦さんも好きで、山の中に住んで、畑をつくったりしながらお産の準備をするっていうのを聞いたことがあります。これがわりと評判がいい。妊娠中、働くのは大事だっていってる人がいて、ぼくもそう思うけど、昔はもっとおっぱいが出てたっていうんですよ。今は出なくなったって。ぼくの知り合いでおっぱい研究してる人がいて、昔はまずブラジャーしてなかった。

――ああ、そうですね。

先生　四つん這《ば》いになっておっぱいブランブランさせて床掃除してましたね。桶谷《おけたに》式って知ってます？　桶谷そとみ（一九一三―二〇〇四）という人が考案したおっぱい管理法です。助産師さんですが、もう神様ですよ。おっぱい出ない人を、きゅきゅきゅきゅきゅきゅってやるとね、ぴゅーってびっくりするぐらいおっぱい出るようになるんですよ。

――へーっ。

先生　理論はあって、おっぱいの基底っていうところをくくってはずしてやるらしいんです。ぼくの知り合いは、妊娠中にブラジャーはずしてブランブランさせてたら自然にそれがはずれるっていうんですよ。なるほどなー、床掃除って大事だったんだなあーって。そういうのがなくなっちゃって、おっぱいもブラジャーでぴしっとするようになったから。

――すみません、基本的な質問で恐縮ですが、おっぱいっていうのは、赤ちゃんが生まれてから出るものですよね？

先生　うん。

――なぜですか？　なぜ妊娠中には出ないんですか？

先生　いらんでしょ。

――いらないですけど、出産と同時に何かスイッチが働いて出るようになるんですか？

先生　まず妊娠中にプロラクチンというホルモンが乳腺を発達させる。おっぱいを大きくするのはエストロゲンとか女性ホルモンなんですが、妊娠中はこれがおっぱいの分泌を止めています。出産すると射乳ホルモンっていうのが出る。陣痛を起こすオキシトシンっていうホルモンですよ。そして、赤ちゃんに吸わせると、乳首からの反射でぴゅーっとオキシトシンが出る。そういう関係なんじゃないでしょうかね。

——ああ、やっぱり陣痛は大事なんですね。

水中出産のリスク

——一時期、お母さんがお風呂とかプールに入って水中出産することが話題になりましたが、あれはリスクはないのでしょうか?

先生　水中出産はフランスでかなり流行ったんです。ぼくはあんまり興味ないんだけど、自然に反しているのはたしかですよ。お母さんが楽だっていうのはよくわかる。妊娠中にあったかいプールで泳がせろっていうのはよくわかります。だって自分の体が10キロも増えたら重たいですから。水の中では軽くなります。水の中で歩いて、お母さんはきっと気持ちいいだろうな。だからといって水の中でお産するっていうのはちょっとやりすぎじゃないのってぼくは思う。そのことをある雑誌に書いたら、反対意見がきて開業医の先生たちにすごい怒られたけど。

——どんな危険があるんでしょう？

先生　水が清潔じゃなくて、胎児が出てきたときに水を吸ってレジオネラ肺炎で亡くなったことがあるんです。それでフランスではやらなくなった。細菌も何もない清浄な水だったら、吸ってもげっと出せばすむことだから大丈夫でしょうが。

——そもそも出産直後は、赤ちゃんが鼻から肺胞液をじゅじゅじゅじゅじゅーって出してるのに水が入ると呼吸できなくなっちゃいますよね。

先生　死ぬところまでいかなきゃいいっていうことでしょうけど、危険は危険で、だって水の中にずっといたら死んじゃう。空気中に出さないと。ウミガメだってクジラだって水面に顔を出すでしょ。

——そうですよね、もう水中生物ではないんですから。

先生　水中出産にもいろいろタイプがあるんだろうなって思うんですよ。お母さんは水に浸かって赤ちゃんは外に出すと。これも水中出産っていってるんだったらそれは別に危険ではない。

——産んですぐに外に出せばいいと。

先生 お母さんはそれで楽になるからね。家の風呂でやる人がいるんですよ。陣痛の間、ずーっと風呂に入ってて、お産になると出て産む。それも水中出産っていってるんです。だから一概にはいえないんですが、水の中に産むのはどうかってことですね。でもね、サイショーさん、インターネットで見てみませんか。すごい映像がありますよ、赤ちゃんがプールに完全に浸かって笑いながら泳いでるんですよ。

――一人で、ですか？

先生 うん。けっこう長い時間ですよ。ようこんなこわいことするなあって思うけど、息止めてるんでしょうねえ。息したら途端にがぼって水は入ってくるからどうなってるのかなあって。あれ見て、非常に不思議な感じがしました。

――新生児のベビースイミングですね。赤ちゃんは水に落ちてもおぼれず一人で泳げるって。

先生 うちの子どもにやらせないでくださいって思うんだけど。

――風呂場出産の映像はユーチューブにたくさんありますね。海外の映像ですが少し見てみましょうか。

先生 （動画を見ながら）陣痛がきているところですね。

――助産師さんでしょうか。生まれたらとり上げようと水の中に手を入れてますね。

先生 そんなことしたらだめですよ。さわればさわるほど感染のリスクが高まるんです。こういうことしてると便が出るんですよ。お母さんの便には菌がありますから、安全なことはないですね。外で産んだほうがいいよ、お母さん！

――お父さんも手を入れて助けようとしてますね。

先生 ああ、もう見世物ですね。

（お母さんの叫び声）「ギャー」「フィー」

先生 あれ？　照明まで当て出したねえ。頭が出てるのかなあ。

――この段階はまだ呼吸していないから大丈夫なんですね。

先生 臍帯で呼吸してますからね。だから頭の出る前はいくら時間おいても大丈夫ですよ。次の陣痛くるの待ってるところですかね。いや、まだ頭は出てないね。（動画終わり）

――水中出産では感染と呼吸が非常に問題になるということですね。

先生 長崎でやってる人はゼロです、私が許しません！　なんでそんなことやってんの、やめんねっていいますよ。何度もいうけど、お産って半分おまじないみたいなところがあっていろんなものが入り込みやすいんです。一つが、母乳ですよ。どんなことをしてでも母乳だけで育てるとか、意地になって母乳出すとか。いいじゃん、ミルクで。きわめて上等なミルクができとんのに、そんなぎゅーぎゅーきつか目にあわんで、母乳が出るならあげればいいし、出ないならミルクをあげればいい。それより子育てを楽しまんねといいたいね。長崎弁になってしまったけど。

双子問題

――さきほど、今は双子は帝王切開で産むことが決まってるというお話でしたが、どちらがお兄ちゃんお姉ちゃんで、どちらが弟妹なんですか？

先生 もうね、これがおもしろい話で、帝王切開であろうが下から産もうが、どっちがお兄ちゃんか、お姉ちゃんか、昔は細かくは決まってなかった。

――そうなんですか？　先に生まれたほうがお兄ちゃんお姉ちゃんだと思ってました。

先生 長く中に入ってたほうがお兄ちゃんっていう考えもあるんですよ。

――そうなんですか。

先生　今は先に生まれた子がたしかにお兄ちゃんだと戸籍法で決まってます。でも私が医者になった頃は地域によって逆のところもあったんです。

――えぇーっ！

先生　どっかでひっくり返った。だからどうでもいいんです。

――戦後に定められた戸籍法には、先に生まれたほうから順に氏名を記載する、とありますね。でも帝王切開のときは後も先もないですよね？

先生　帝王切開って一人ずつとり出すから、先に生まれた子がお兄ちゃんお姉ちゃんですよ。ただ、こっちの子を先に出そうと思えばできる。ちょっとどいて、あんたこっちこっちってできないわけではない。

――そんなリクエストはないですよ。

先生　ないですよ、そんなこといったら、あんたおかしいんじゃないのって、ははは。

――ははは。

先生　可能性としてはあるけど、まあ、まずないでしょうね。ほんとにさっきのは鋭い質問で、途中でひっくり返った。双子だとまだわかりやすいけど、五つ子とかになるとごちゃごちゃになっちゃう。順番なんか決められないですよ。

――お腹を開けた途端に混乱しますよね。昔は長子相続の時代ですから、どっちが上かは大事だったでしょうね。

先生 考えもつかなかったなあ。そうか、長子相続ねぇ。

――養子に出されるかどうかも。

先生 考えもつかなかったなあ。

――その子にとっては死活問題ですからね。

先生 ほんとだ。

長崎県は母乳を遮断してがんを防いだ

――増崎先生は「長崎県ATL母子感染防止研究協力事業連絡協議会会長」として、白血病のプロジェクトに携わってこられましたが、これは母乳が深く関係するそうですね。

先生 長崎は全国でも、HTLV－1ウイルスのキャリアが多い地域なんですね。HTLV－1が引き起こす成人T細胞白血病（ATL）という病気があって、非常に予後が悪いんです。さきほど少し話しましたけど、これが母乳から赤ちゃんに感染することがわかったので、一九八七年から三十年間、三十万人以上の妊婦さんに検査を行って、このウイルスをもつお母さんの母乳を遮断するっていう仕事をやってきました。三十年前は、長崎県にHTLV－1のキャリアは妊婦さんの7パーセントいたんですが、それを0・8パーセントまで減らしました。この数値は日本のほかの県とほぼ一緒です。

——母乳を飲まさなかった、ということですか。

先生　そうです。止めたんです、出ないように。

——キャリアのお母さんが出産するときにそれを徹底したということですね？

先生　そうです。妊娠中に調べてウイルスをもっていたら事前にうんと説明して、母乳やるのをやめてもらうんです。それでも、やりたいというお母さんはいるんですよ。だから、ほぼ、やめてもらって、三十年間ずっとそれを続けると、少なくともお母さんはウイルスをもってるけど子どもにはいかない可能性が高くなる。母乳を止めても2パーセントはウイルスがいくのでゼロではないんだけど、何もしなければキャリアのお母さんの母乳から20パーセントは感染する。感染するとお母さんと同じように母乳で苦労するから、あなたのところで止められるならあなたの子孫のためにも止めたほうがいいと、正直にそう説明してましたよ。三十年間やったらちゃんとそうなって、今はむしろ東京大阪のほうがキャリアが増えてるんです。

――増崎先生はなぜこの仕事に尽力しようと思われたんですか？

先生 これはすごいことなんですよ。なぜすごいかというと、がんの防止になるからです。がんを疫学で減らしたのは世界で初めてなんですよ。DNAの二重らせんを発表したワトソンが来日したときに、当時の学長（私の前の会長）がその話をしたんです。長崎で自信をもって話せる内容ですからね。そうしたら、途中からワトソンの目がらんらんと輝いてきて、おまえらすごいことやったねって興味をもってくれた。ウイルスを減らしたっていうより、がんを減らしたっていうことですよ。成人T細胞白血病ってものすごく予後の悪い白血病なんです。ほかの白血病は抗がん剤で治るものもあるのに、抗がん剤がほとんど効かないんです。

――いくつぐらいで発症する病気なんですか？

先生 だいたい五十歳ぐらいです。もっと早い人もいます。妊娠中に発症してあっという間に亡くなった人もいました。それを激減させたのは長崎の誇りですよ。長崎県がそのことに三十年間もお金を出してきたっていうことです。きわめて稀有《けう》なことで、ぼくは大いに長崎県を褒《ほ》めますね。普通は打ち切りますよ、だいたい十年ぐらいで。

——ほかの地域では母乳の遮断は実施されてるんですか？

先生 長崎がこの研究を始めた頃に同じぐらいキャリアが多かった県がいくつかあって、どこも同じように始めたけど続けられない。続かない。途中で挫折して終わってる。やりきったのは長崎だけで、その後、日本中でやるようになった断乳はほとんど長崎のデータが元になってるんですよ。

——何もしなければ20パーセントの感染率を、2パーセントまで減らしたということですね。

先生 そうです。じゃあ、その2パーセントは何か。妊娠中に移行してるんですよ。

——ああ……。

先生 妊娠中にすでに胎児に感染するケースがあるんです。今度はそれを減らしてやらないといけない。それがまたさきほどの話につながるんですよ。

——陣痛でウイルスがいく、いかない、の話ですね。

先生 うん。陣痛がこなきゃいいんじゃないかとか、あるいは胎盤に割れ目があってウイルスがいくんじゃないかとか、今それを調べてるんです。そこまでやったら完璧ですよ。

何かを突き詰めないと次の問題を明らかにできないし、次の問題を解決することもできないんです。やっぱり胎盤なんです。胎盤って大きいんですよ、いいことにも働いてるけど問題にもなる。

――母乳から胎児に移行するウイルスはＨＴＬＶ－１以外にもありますか？

先生　エイズウイルスとサイトメガロウイルスがいわれています。しかし三十年前によくぞ見つけたと思いません？　もう三十年も前に基礎研究をやってた先生たちが母乳感染を見つけたんですよ。

――長崎大学の先生ですか？

先生　長崎大学医学部細菌学教室です。宮本勉先生、日野茂男先生、片峰茂先生たちですね。その先生たちの教室がやったんです。

――細菌学教室でウイルスが発見されたときから事業が始まったということですか？

先生　最初は疫学の人たちが基礎研究をしたんです。母乳をやってない子どもからは病気が出てないみたいだっていう、伝承みたいな話があって、もしかしてって思った人がいたんでしょう。その人たちが最初に母乳感染を疑った。でもウイルスが見えない時代だったから、動物に感染させるとかしたんでしょう。そういうときに母乳にウイルスが見つかって、母乳感染だったら阻止できるんじゃないかって考えたんですね。というのも、母子感染だということはわかってたんです。同じ家系でずーっと続いて起こってる。女、女、でずーっと続いている。感染経路で考えられるのは、お腹の中か、母乳ですよ。お腹の中ならどうしようもないけど、母乳ならやらなきゃいい。でも出産のときに感染する可能性もある。B型肝炎のウイルスは分娩のときにちょっとした表面の傷から感染しますからね。それもあるかもしれない。あとは生まれたあとの食べ物とか。いくつか感染ルートは推測できたわけです。ただ発症する年齢は五十歳ぐらいです。発症までに大変長い時間がかかるんですね。だからいつ感染したか、わかりにくかったんです。

――母体の中にいるときか、母乳か、出産時か、食べ物か、ですね。

先生 うん。ウイルス感染すると抗体ができるんですけど、HTLV－1はそれがけっこう遅いんです。お腹の中で感染するならもっと早く抗体ができるはずです。それなら、生まれたあとじゃないか。そこから考えられるのは、口移しとか母乳とかですね。じゃあ、母乳をやった人とやらなかった人を比べたらどうだろうって、最初は七十八人を比べました。そうしたら、母乳をやらなかった人ではゼロ、やった人からは十七人に出た。よし、これを広げようっていうことで、県内の産婦人科を仲間に入れて、それぞれの産婦人科が検査して抗体を持ってる母親に説明して、母乳をやめてもらったの。今だったら許されるかわからないけど、お母さんだけにいって、ご主人には説明しなかったんですよ。ばあちゃんにも誰にもいわない。いろんなこと考えたの。ウイルスをもってる人はいつでも発がんする可能性があったからね。

——お母さんはキャリアですからね。

先生　そう。そうしたら離婚話が出る。自殺もあるかもしれない。これをものすごく恐れたんです。だから説明するのに非常に気を遣いました。当初はぼくがすべて説明しました。一番こわかったのは自殺ですが、ゼロでした。三十年間、一例もありません。これはよくやったと思いますよ。

——それはよかったです。

先生　でも説明しだしてから、離婚はポツポツあった。とくに姑にいわれるの、あんた母乳出てないの、出るようにがんばりなさいよ、タオルであったためてみたいな。母乳出てるんだけどやれないでいるこのつらさ、みたいな話をいっぱい聞きました。いろんな涙、涙、涙の中で7パーセントを0・8パーセントにしたんです。とくに代々キャリアで患者が出た家系の人たちとは協力的に遮断できました。母乳を遮断された子どもたちはもう気づかないんだけどね。

——女、女、女で続くとおっしゃいましたけど、遺伝ではなく、母乳が、ということですね。

先生 ウイルス感染だから遺伝は関係ないんですね。男の子も女の子も感染するけど、母乳が出るのはお母さんだけだから、女、女、女で続くというのはそういうことです。お父さんは子どもに感染させる方法はない。お母さんはおっぱいをやるから次の世代に感染させちゃうわけです。それを遮断しましょうという、つらい決断です。説明はかなり大変でしたが、うまくやったと思います。

——すごいことですね。この病気は世界中にあるわけですか？

先生 アフリカとか中南米とかいくつかあるんですよ。ＨＴＬＶ－１っていうでしょ、エイズはもともとＨＴＬＶ－３っていってたんです。非常に近い。どちらも免疫系を攻撃して、免疫能をなくしてしまうんです。だから、いろんなものが感染する。いったん発症すると、ミゼラブルなんです。長くは生きられない。エイズはすでに死なない病気になりましたが、成人Ｔ細胞白血病は十分な治療法がありません。

——抗がん剤も効かないんですね？

先生　ほとんど効かない。発症するとむずかしい。

――骨髄移植もだめですか？

先生　可能性があるのはそれだけです。完璧に治ったと思われる人を私は数人しか知らない。骨髄移植で、しかも、きょうだいでタイプが適合したっていう幸運なケースです。

――このウイルスをもって発症しない人はいるんですか？

先生　発症する人は多くはないのです。ほとんど発症しない。一生のうちに発症するのは5パーセントほどです。発症する前に寿命が先に来る人もいます。長い目でみるとキャリアは減って、やがて自然消滅するんでしょう。長崎からはいずれ消えると思います。東京のほうがむしろ心配です。

――東京で増えているのはなぜでしょう。

先生　人口移動です。九州の人が東京に行ってるみたいな。

――元はといえば、母乳を止めないから減らないんですね。なぜ断乳しないんでしょうか？

先生　知らないからですよ。長崎しかやってなかったですから。産科診療ガイドラインにも載ったので、今後、日本からは消えていくと思いますけど、この七年ぐらいですからね。

それより前はやっていない。ウイルスの検査もやってない。長崎だけずーっとやってきた。

――この七年間はどんな妊婦さんにも検査は行われていて、陽性だったら母乳をやらないように指導されているわけですね。

先生 やらないことを勧められます。やらないっていうか、ぼくらは薬で母乳を止めてました。ブロモクリプチンっていう薬です。今はもっと良い薬があります。

――母乳が出ると赤ちゃんにやりたくなっちゃうからですか。

先生 そうです。母親自身が気づかないうちにやってるんですよ、寝てるうちに。だから止めてやらないとかわいそうなんです、夜中おっぱい張るしね。冷蔵庫で凍らすとウイルスは死ぬので、搾乳《さくにゅう》して冷蔵庫でゆっくり冷凍して解凍してやればいいんだけど、それってものすごい手間でしょ。もちろんそこまでした人もいますよ。でもね、変な話、今のフリーザーって急速冷凍するでしょ、魚も、ウイルスも、ピュンって凍る。これだと生きてるんですよ。

――ええっ！

先生 だから昔の、びーん、て夜通し音が鳴ってるような冷蔵庫でじわじわと凍らさないといけないんです。

酒とたばこ

――妊娠中はお酒やたばこはダメだっていいますね。

先生 ダメーっ！

――なぜダメなんですか。

先生 ダメーっ！

――ははははは、何がどうダメなんでしょうか？

先生 アルコールは胎児にいくんですよ。胎児性アルコール症候群ってあるんです。無理やりアル中です。

――恐ろしいですね。

先生 生まれたとき、酔っぱらった顔をしてる。毎日ビール一杯ぐらい飲めばなる子が出てくるっていいますね。

――えらいですねえ、日本のお母さん。ビールぐらい飲んじゃいそう。

先生　そうそう。うちのかみさんは飲んでたし、たばこもときには吸ってたね。別にいいじゃないって私も思ってたし、昔はそんなに厳格なものじゃなかった。

――たばこはなぜよくないのですか。

先生　なぜいけないのかなあ、ニコチンか一酸化炭素かなあ。たばこは親にも子にもよくないですからね。早産とか発育異常とか。当然妊婦さんのご主人も吸っちゃダメ。

――未熟児になるっていいますが、本当ですか？

先生　成長は遅くなりますね。

――やはり成長が遅くなるんですね。

先生　サイショーさん、そういうとたばこでみんな小さい子が生まれるようにイメージするじゃないですか。それは必ずしも正しくない。たとえば非喫煙者千人と喫煙者千人がいるとして、非喫煙者の子どもの平均体重と、喫煙者の子どもを比べると、有意差が出る。だけど一人ひとりの子どもがすべて小さく生まれるわけではない。統計としては正しいけど一人ひとりにとっては必ずしも事実じゃない。別にたばこに味方するわけじゃないけど。

――たばこは医学的にもがんの原因であることがはっきりわかってきたからですよね。

先生　そうですね。吸ってる人かわいそうですよね。渋谷駅とかに行くと檻《おり》が置いてあって、サルみたいに中で人がたばこ吸ってるから、かわいそうって思ってつい写真撮った。

――昔の映画やドラマの再放送を見ていると、病院の診察室でもお医者さんがスパスパたばこ吸ってるから驚きます。

先生 もちろんですよ。私だってズバズバ吸ってましたよ。

――そうなんですか。

先生 みんな医局で会議しながら吸って、床に灰を落として、また出して吸ってたんですからね。テレビドラマも映画も、これほどは吸ってなかったよっていうぐらいたばこ吸う場面を出しますよね。ノスタルジーなのかな。こんな時代があったよねっていう……。

――がんの子どもの前で親が吸うシーンもあるんですよ。

先生 たばこでがんになるって知識が今ほどなかったですから。医者だって知らなかったんですから。今は明らかに肺がんになるってわかってますよね。本当にがんになりますね。そういわれても吸ってる人はやめないですからね。アルコールもあとできっとなんかいわれるようになるんでしょうね。

――依存症は大変な問題になっています。

先生 今度はギャンブル依存症ですよ。ぼくもこないだ精神科の教授に来てもらって、ハウステンボスにカジノができたら依存症の患者がいっぱい病院に来るから対応策考えておいたほうがいいよっていったんだけどね。

無痛分娩について

——お産はお腹を痛めて産むというイメージがあって、日本ではこれまであまり馴染みがなかったのですが、欧米では無痛分娩が非常に多いですね。これから子どもを産む女性のためにもうかがいたいのですが。これってどういう感覚なのでしょう。

先生　私はやらないから間違っているかもしれないと思ってください。無痛分娩にもいくつか種類があって、多くは和痛分娩といって、完全に痛みがとれるわけじゃない方法です。陣痛のときの子宮の痛みと生まれてくるときの外陰の痛みっていうのは別の神経だから、完璧に痛みをとろうとすると、その両方を止めてやらないといけない。たとえば、全身麻酔とか、麻酔をお腹から下に完璧にかけるとどちらにも効いてるからまったく痛くない。でも血圧が下がったりいろいろ支障はあるので、硬膜外麻酔といって、背中から薬を入れて一部だけに麻酔を効かせるんですね。出口のところは効いてないので別に麻酔をするか、我慢するか。

――いつの段階で麻酔をするんですか。

先生　最初から始めるのではないようですよ。子宮が3センチとか6センチぐらい開いて、お産の最初の三分の一ぐらい終わったところで始める。だから最初のところは痛みがまったくないわけではない。それに私が思うに、経験したほうがいい。ゼロより。これもおまじないですよ。楽だからいいか、痛いほうがいいか。あんなにきつい思いをしてこの子を産んだんだって思ったほうがいいのか、ああ、あなたを産むの楽だったもんねえって思ったほうがいいか。それは親子の組み合わせだったり、ご主人との組み合わせだったり、みんな違う。どれがいいか自分たちにもわからないことで、だから最終的にはお母さんがどうしたいか決めればいいんじゃないかなって思う。ただ一時報道されたように、無痛分娩にはもちろん危険はあるんですよ。

――麻酔ですからね。

先生　私は一切したことないですね。我慢できないお産はありません。原始人から産んでますって。

——じゃあ、産んでみろっていいたくなりますよ、女性たちは。

先生　男にはできません！　ははははは。

第八章

周産期医療最前線
大学病院で今、何が行われているか

胎児治療の最前線

――増﨑先生は一九九九年から十か月、ロンドン大学のセントジョージ病院フィータル・メディスン・ユニットに行かれたそうですが、どんな研究をしていたのですか？

先生 胎児学をやってました。朝から晩まで胎児ばっかりです。日本では普通にやるようになりましたけど、NT（胎児後頸部浮腫）ってぼくが大嫌いな、あれを測ったりね。

――妊娠初期に一時的に首のうしろに現れるむくみですね。NTの厚みによって染色体異常や心臓の奇形の確率が高くなることがわかったのがちょうど九〇年代半ばでしたね。イギリスで母体血清マーカーと組み合わせたスクリーニングが実施されたことを調べたことがあります。

先生 イギリスで見たことで、私が日本でやったことがなかったのは、赤ちゃんのおへそを刺して、子宮の中で胎児に輸血することですね。不適合妊娠といって、イギリスはけっこうRhマイナスの人が多いからなんです。双子ちゃんの双胎間輸血のレーザー治療もやってました。胎児治療とは呼びましたけど、その程度ですね。
本当の胎児治療っていうのは、そういうものではないんです。ぼくが知っている胎児治療のメッカはサンフランシスコで、カリフォルニア大学サンフランシスコ校のハリソンという教授が一手にやってました。何をやってるかっていうと、帝王切開して赤ちゃんの頭は子宮の中に入れたまま下半身を出して脊髄髄膜瘤とかを手術する。『The Unborn Patient』(註17)って有名な本があります。

――生まれる前の患者、ですね。

先生　人でやる前にずいぶんヒツジとかサルでやってるんですよ。ぼくも後輩たちに学位とらせないといけないので彼らとは動物実験をやってました。横隔膜ヘルニアで肺が小さくなってしまうような動物モデルをつくって治療するとか。ただ、人でやろうとは思いませんでしたね。なんていうのかなあ、ハリソンがやってるのは、いってみれば人を使った実験ですよ。それはやる気にはなれなかったですね。

――アメリカの最前線では今、どんなことが行われてるのでしょうか?

註17　MR Harrison et al. : The Unborn Patient, WB Saunders Company, Philadelphia, 1991

先生　たとえば横隔膜ヘルニアだと、胎児期に胎児鏡で見ながら口か鼻からチューブを入れて気管にふたをするんです。横隔膜ヘルニアって腸が胸に入って肺が押されるもんだから、肺胞液が全部出ちゃって枯渇《こかつ》してしまってるんです。要するに、肺が大きくなれない。生まれたら肺が開かなくて死ぬんです。でも気管にふたをすると肺胞液が逃げていかないから、腸はあるままに肺はある程度大きくなるんです。それで界面活性剤がある程度たまってから、帝王切開でまず頭だけ出してふたを抜いて、それから産ませるんです。横隔膜ヘルニアの胎児治療はかなりやってますね。日本でも臨床試験は始まっています。

――私が動画を見せていただいた手術があります。お母さんとつながった状態で胎児の上半身だけお腹から出して首のあたりを手術されていました。あれは何の病気だったんですか？

先生　二つ映像をお見せしましたが（図18）、一つは、リンパ管腫っていうリンパの腫瘍ですね。口の中いっぱいに腫瘍ができるので、生まれると呼吸できません。もう一つは、もっとひどくて気管が塞《ふさ》がってる。これは生まれてすぐに死ぬしかない。体をつくっていくときに、最初から気管が通っていなかったんです。

――穴がもともと開いてなかったんですね。すごい手術です。半分だけ赤ちゃんがお腹

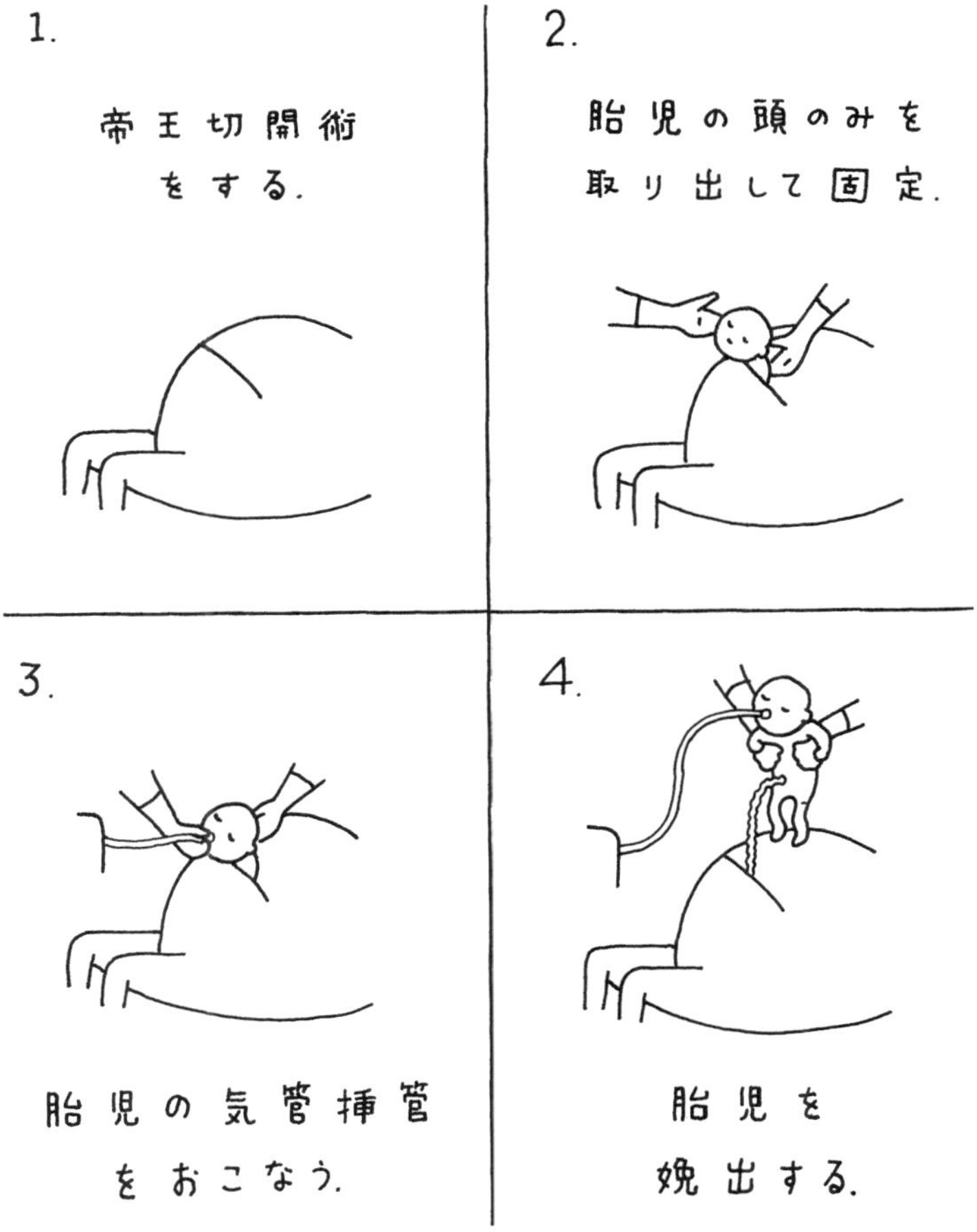
1.
帝王切開術
をする.
2.
胎児の頭のみを
取り出して固定.
3.
胎児の気管挿管
をおこなう.
4.
胎児を
娩出する.

図18　EXITの流れ

から出ていて、増崎先生が赤ちゃんの口を開けて、「呼吸してないんだから大丈夫、苦しくないんです」って声をかけながら手術してる。

先生　大丈夫、ゆっくりどうぞ、ゆっくりどうぞってね。外科の先生は慣れてないから、赤ちゃんが苦しがってると思ってるでしょ。でもお母さんと胎盤でつながったままだから、大丈夫なんだよね。

——私も動画を見ていただけで息苦しくなりました。でも考えてみると、まだ肺呼吸をしてないから苦しくないんですよね。あの赤ちゃんは手術をしたあと、またお腹に戻すんですか。

先生　いや、あのまま出産します。だからもう産んでもいい時期になってからする手術です。ただぼくあれは胎児治療って呼んでない。頭は出てるでしょ。循環は胎児なんだけど、頭は新生児。子宮に戻すわけじゃないから、胎児治療とは一度もいったことないです。

——なんという手術ですか？

先生　イグジット。

——「出口」ですか？

先生　そう。「EXIT」、Ex-utero Intrapartum Treatment の略です。やっている病院はあ

りますが、数がまだ少ないから表にあまり出てないですね。ぼくはあちこちで見せたので、こういう方法があるってことはみんな知ったでしょうが。

――先生はどこで訓練なさったんですか？

先生 訓練してないですよ、本で見ただけです。

――すごい手術ですよね。

先生 すごい。頭の中で想像すればなるほどとは思うけど、思いついた人がすごい。アメリカのトーマス・ジェファーソン大学のノリスらが一九八九年に最初に始めた手技ですが、最初の頃はけっこう失敗してるんです。リスクもあるので、倫理委員会を通してからやっています。

――手技といわれましたが、胎児治療とは呼ばない？

先生 治療はそれ以外にあるわけです。お見せしたＥＸＩＴの映像のうち、一つは口の中に腫瘍ができていますが挿管しましたね。この子は生まれてから挿管していたのでは時間がかかりすぎると判断したんですが、やはりむずかしくて、挿管まで十分以上かかりました。そのまま出産していたら、低酸素状態になっていた可能性が高い。この子にとっては生まれてから腫瘍を取り除くのが治療です。もう一人の子は気管が塞がってどうしようもないからEXITで首まで出して気管切開した。生まれてすぐ気管切開できれば助かるかもしれないけれど、時間がかかりすぎて、間に合わないと判断したからやったんです。この子にとっての治療は生まれたあと、気管の再建をすることです。だからEXITは治療につなぐまで、胎児を新生児にうまくつなげるための手技なんです。

——なるほど、よくわかりました。

先生 そこがすごいの。その考えがすごいと、ぼくは思った。EXITはこれからもっと広がると思いますね。

——胎児治療と呼ぶのはハリソンがやったような、胎児の段階で手術して、治療までしてしまうことですね。

先生 そうです。ぼくはあまりやりたくない。ちゃんとした結果が得られる保証がまだ確実ではない。水頭症の胎児の頭の水を抜くためにチューブを入れた。ところが羊水が逆に頭に入った。羊水っていろんな物質が入ってるので、化学的刺激があるんです。中に入るとまずいんですね。悲惨な結果なんです。

——アメリカだとインフォームド・コンセントをやってるんじゃないですか。

先生 現在はそうでしょう。これはもっと古い話です。それに、インフォームド・コンセントは、説明して同意を得るという意味ですよね。その実際は説明と同意の間に、理解して選択して納得がないといけない。その上での同意です。どこまでそういう筋道をたてて行ったかが大事で、今でもそこは曖昧なところがありますよ。

――インフォームド・コンセントは、そもそもアメリカで医療者側の裁判対策として始まったものですからね。患者側の理解は置き去りになっている傾向があります。

先生　だから、何となく納得できないというものはやらないほうがいいんです。ぼくは後輩にはそう教えてます。胎児治療ってなんとなく不透明なところがまだ残りますね。ただ双子ちゃんの血管を分離したレーザー治療はすばらしい胎児治療です。これだけはよかったなあって思う。

イギリスと日本の違い

――イギリスと日本の周産期医療に違いはありますか？

先生　ほんとにびっくりしましたね。それまでの認識が変わったっていうか、日本の周産期医療ってとにかく世界の最先端ですよ。母体死亡も胎児死亡も新生児死亡も低い。それはその通りなんです。それを達成するために医療者がどんなに犠牲を払ったかがあまりいわれないですよね。ものすごい犠牲を払ったんですよ。働き方改革がいわれているので、批判的に見る人はいるかもしれないけれど、やっぱり医師や看護師ががんばってきたわけです。

——ええ、そうですね。

先生　たとえば、未熟児を担当している先生たちは、たいへん少ない人数ですが、ヘリコプターでどこまでも飛んで行って治療する。夜も寝ずにやってきてそういう成績になったわけです。ただこういう働き方はこれから変わっていく。夜通し働いて次の日また朝から働くなんてことは決して許されなくなります。でも日本はそこに誇りをもってやってきたんですね。イギリスにはもともとそんな無理な考え方がないんです。割り切って、自分の仕事はここまで、っていう感覚です。日本人は、仕事の感覚を超えてますよね。神様の領域みたいな、そう思わなきゃやっていけないんじゃないかなって思うくらい、自分の時間を使ってやってきたわけです。だからあんなに産婦人科や小児科がテレビや映画になるわけで。

——ほんとですね。最近では「コウノドリ」や「透明なゆりかご」が話題になりましたね。

先生　どれも感動するでしょ、実際めちゃくちゃ感動するんですよ。そこにはまったら自分の時間なんかどうでもいいぐらいになるんです。でもね、イギリスはそこらへんきわめて割り切ってる。なんなんだろうね、この違いはと。

――日本もこれからは一気にそうなるのではないでしょうか。

先生 イギリスには家庭医の制度が今でもちゃんとあるんですよ。区域を決めて、この地域はこの先生にかかってくださいって。ほかのとこ行っちゃだめ、そのかわり医療費はみんなタダです。ほかのところ行きたい人は私立の病院に行ってください、でもお金いっぱいとりますよって。で、お金もってる人はそちらに行くんです。お産も区域の先生のところだとタダ、でもほかを選ぶと二百万円。そういう国なんです。

――それはなぜなんでしょう。

先生 待たないといけないから。

――お産は待てないじゃないですか。

先生 外来とか手術です。三か月待ちとか半年待ちとか普通にありますよ。私立の病院に行くとすぐ診てくれるし丁寧だし。

――お産はどうなっていますか。

先生 妊娠中は内科とか外科をやってる家庭医の先生がみんな診るんです。でもお腹まわりとか体重とか、全然測らないです。内診もしない。超音波も器械がないからやりようがない。心音は日本も昔やってたトラウべっていうのをまだ使って聴いてる。それだけです。子宮がある一定の大きさを超えるとか、なにか普通と違うと思ったら、大きい病院に行ってくださいって紹介するんですね。

――日本の保険制度が、イギリスのように貧富の差があからさまに反映されるのをなくしてるというところはありませんか？

先生 日本の国民皆保険制度は世界に誇るべきすばらしい制度です。しかし妊娠出産は健康保険の対象外なんです。病気でないというわけですね。つまりお産は自費診療なので、出産費用は県によってあるいは施設によって違います。ただし出産後には出産育児一時金が支払われます。まあ、そういうお金のことはここでは別にして、ぼくはイギリスをあえて褒めてるんです。ある意味、長い目でみると、妊娠出産はああるべきだと。母体死亡率も、周産期死亡率もたしかに日本は優れているんだけど、歴史的にみるとそれほど大きくは変わらないんです。つまり、日本で医療者みんなが夜も寝ずにやっていることはなんなんだって思ったんです。総合病院に、あるいは個人のがんばりに負担かけすぎじゃない？普通の出産は町中のクリニックとか助産師さんのバース・センターとかに任せておけば、妊婦さんはちゃんと産むわけですよ。

——過保護というわけですか？

先生　ある意味でそうです。ぼくらは家で生まれたんですよ。サイショーさんは病院ですか？

——はい、新宿戸山の東京第一病院（現・国立国際医療研究センター病院）です。たんに母の実家が戸山にあったからだと思いますが。

先生　ああ、すばらしいところです。初代院長は長崎養生所でオランダ人医師のポンペから習った松本良順《りょうじゅん》です。森鷗外もいましたね。ぼくは家で生まれた。産婆さんが来て、みんな家で生まれてたんですよ。でも、一九五五年から六五年の十年間で、それまで85パーセントの人が家で生まれてたのが、85パーセントが病院・施設での分娩に変わったんですよ。

——急速に逆転したんですね。

先生　あっという間に。なぜだろう。国がお金を出したのか。ＧＨＱの指導があったのか。それで母体死亡率はがた減りしたんです。そういうこともあって、病院で産むようになったんでしょう。イギリスでは国が指定する病院で産めばタダなのに、四十万円ぐらいかかるバースセンターに行く人はけっこういるんです。私立の病院だと八十万円から二百万円くらいとられます。

――四十万円で初診から出産まで診るんですか？

先生　いや、出産だけですよ。

――高いですね。

先生　日本が安すぎるんです。ぼくはイギリスから日本に帰ってきて以来、そんなふうに思っています。なぜあんなに緊張した時間を強いられる大変な仕事がこんな安い料金なんだと。あなたがた、一生の間に車を何台買い換えますか？　五、六台でしょ？　一台何円しますか？　えーっと二百万か三百万、子ども何人産みます？　それにいくらかけてます？っていうわけですよ。

――すみません、出産って今はいくらかかるんですか？

先生　東京にお産で人気の病院がいくつかあるそうですが、そこが百万円を超えるくらいと聞いています。でも長崎の診療所だと、せいぜい四十万円台になったところです。ぼくが日本に帰った頃はまだ二十万円台だったんですよ。教授になったときに、大学病院の正常産の料金を二十万円上げました。そうしたら、普通のお産はほぼゼロになりました。そうするために上げたんです。異常産は別会計の保険診療ですから、正常産を値上げしても関係ない。

——大学病院はあるレベル以上の緊急のものに限るということですね。

先生　夜中に、なんでもないことに起こされるような仕事をするんじゃない。本当に起こされないといけないときのために働くんだと。当時から働き方改革をやったんです。

——増﨑先生が日本に帰国されたのは？

先生　二〇〇〇年で、教授になったのが二〇〇六年です。イギリスに行って、お母さんたちの死亡率がもっと高いかと思ったら日本とたいして変わらないんです。彼らは超音波をしないし、腹囲も測らない。内診もしない。お話だけ一生懸命する。それでもほとんど変わらない。それを見てからは、超音波は二、三回休んでいいですよ、もっとお話してあげましょうよっていうようになったんです。

生殖補助医療技術（ART）について

——超音波診断以外に、この四十年で大きく変わったことに、生殖補助医療技術、いわゆる不妊治療がありますね。世界で初めて体外受精による子どもが生まれたのが、一九七八年、増崎先生が産婦人科医になられた翌年ですね。「試験管ベビー」って騒がれましたけれど、どんな印象をもちましたか？

先生 ルイーズ・ブラウンですね。刺激的だったですよ。もう四十歳になるのかな。

――ええ、四十歳ですね。

先生 ケンブリッジ大学のロバート・エドワーズとパトリック・ステプトーですね。エドワーズは動物の胚学者で、ステプトーは腹腔鏡の名手だった。この組み合わせがなければ絶対成功しなかったでしょうね。ステプトーはすでにおじいさんだったけど、エドワーズは若かったからノーベル生理学・医学賞もらいましたね。最初、妊娠に成功したときは卵管妊娠だったんですね。それを発表したんだけど、ありえないって否定された。次が、その後ずーっとなくて妊娠できなかったですね。どうしてかというと、普通の人間が受精して着床するのは胚盤胞のときなんですけど、そこまで育てられなかった。あるときに八細胞で戻してやったら妊娠したんですよ。

――ずいぶん早く子宮に入れたんですね。

先生 受精卵の培養技術が未熟だったんですね。今は胚盤胞まで培養できます。超音波で見ながら膣から針を刺して卵をとるんですが、当時はそれがないので、腹腔鏡をやりながら直接卵巣に針を刺して卵子をとったんですね。だから腹腔鏡の達人だったステプトーと胚の専門家だったエドワーズの二人は絶妙の組み合わせだったんです。

――二人の技術があって初めて可能だったんですね。大変な反響だったようですが。

先生 ルイーズちゃんが生まれて、『試験管ベビー』（一九八〇）って本が出たのですぐ読みましたよ。すごいなあって思ってたら、宗教界から反発くらって悪魔の手技だなんていわれて。でも、結局ローマ教皇は認めましたよね。日本だけでどれぐらい生まれていますか。

――二〇一五年のデータで、国内で四十八万二千六百二十七人、世界で約七百万人です。今は小学校の一つの教室に一人か二人はいるっていわれてますね。

先生 約二十人に一人ぐらいはＡＲＴ（生殖補助医療技術）で生まれてる。でも本人たちの多くはそのことを知らないんですよ、きっと。

――ルイーズちゃんのような体外受精は、卵子と精子の受精は自然に任せましたけど、今の顕微《けんび》授精は、エンブリオロジストという技術者がこれぞという精子を選んで卵子に注入して受精させるという、大きなステップが加わりましたね。

先生 そう、自然を一つなくした。

――恐ろしいんですが。

先生 当時はなんの制約もなしにやられていた。成功か失敗かばかりを問題にして、とくに大きな問題もないからって歯止めもかけない。一つの問題として出てきたのが多胎妊娠ですね。

――一度に複数の胎児を妊娠することですね。

先生 ええ。多胎の多くは早産します。早産すると、一定の確率で障害児が出てきます。当時すごいなと思ったのは、戻す受精卵の数を一個にしましたね。

――十年ほど前に取材したときは、一個だと妊娠しなかったら困るので、二、三個戻していたのですが、今は一個なんですね。

先生 すごい決断ですよ。日本の学会が自主的に決めたんです。

――そもそも受精卵をつくるのにお金と時間がかかるし、女性も大変なので、効率を高めるために複数の受精卵を戻してたんですよね？

先生 五つも六つも戻した。多胎ができるのは、受精卵をそれだけ多く戻してるからです。

――多胎になると注射針で吸い取ると聞いて驚いたことがあります。

先生 うん、フェトサイド（Feticide）ですね。人工的に流産させちゃうんです。妊娠させておいて、それを流産させる。とんでもないことだとぼくは思いました。

——今はもうやられてないのですね？

先生 受精卵の凍結ができるようになったからですね。受精卵が余っても、凍結して次のときに使おうとなった。医者にとっても妊娠しなかったらまたそれを使えばいいわけです。だから進歩したっていうか後退したっていうか、ぼくの仕事じゃないのでなんともいいがたいところですけど。

——自然に生まれた子どもと、生殖補助医療技術によって生まれた子どもの健康状態の違いはあるんですか？

先生 染色体異常についてはほとんど差はありません。一つ懸念されてるのは男性不妊です(註18)。

——もともとお父さん側に問題があると、生まれた子もそうなりますよね。

先生 うん。ほかはあまりいわれてないですね。メンタル面はわからないです。

——人為的に精子を選ぶというのは、生物学的に問題はないのか気になるところです。

註18 増﨑英明「生殖医療と胎児異常」産科と婦人科 78: 306-315, 2011

先生　進化論でいえば、選択を人為的にやってるわけで、ぼくも気になるから、採卵してる後輩に、「あなたさあ、一体たくさんの精子からどれを選ぶわけ?」って聞いたの。なんて答えたと思います? 「元気そうなやつ」って。「そんなことでいいの?」っていうと、他に方法がないという。とくに選ぶ基準がないらしいね。

——見た目は元気でも、本当に元気かどうかわからない。

先生　自然がやっていた仕事を人がやることになるので、むずかしい問題です。

——えらい時代になりました。

先生　本来、卵子はだまって待ってて、精子がたくさん寄ってきて受精するって構図ですよね。そのために卵子はあんなに大きいわけです。精子は小さくても尻尾がちゃんとして泳げればいいように生物学的にできてるんでしょうけど、そこにどんな選択が行われてるかとか、顕微授精で選択に影響があるかどうかはわかっていませんね。でもやっぱり切実なんですよ。子どもができない人には本当に切実です。

——高齢出産も多いですからね。先生はそもそも生殖で学位をとられたそうですね。

先生　子宮内膜症です。まだ婦人科では腹腔鏡が一般的でなかった頃に不妊症の人を診察してせっせと見つけましたよ。その頃に先生は神様ですって手紙をもらった。でも超音波やり始めたら、そっちがおもしろくなってARTには興味がなくなった。でもね、胎児のことやっても全然感謝されないですよ。胎児の写真屋さんですかっていうぐらいで。

——はははは。

生殖補助医療技術の話しにくいこと

——さまざまな事情で代理出産を行うカップルがいますね。夫婦の受精卵をまったく他人の女性に妊娠出産してもらうケースや、国内では妻の母親に産んでもらう事例もありました。借り腹といわれますが、前者については母体と受精卵とは遺伝的な関係がありません。でも彼女たち代理母から赤ちゃんが生まれるということは、もともとの生物学的な関係性がなくても受精卵が育つということですよね？

先生　不思議ですよねえ。おそらく受精卵は自分で外の世界とは別の世界をつくるんでしょう。母体がどうであっても、自分でちゃんとやっていけるようなシステムを構築するということですね。それの一つの証拠ですね。まったく違う遺伝子をもってる人たち同士で、なんの文句もなく受け入れられるっていうのは、ある意味、きわめて不可思議です。

――これまでの話から考えると、代理母には、胎児を通じて夫婦のDNAが入っていくことになりますね。

先生 入ってますよ、もちろん。遺伝的に世界はどんどん複雑になっているわけです。

――それによって代理母が思いもかけぬ病気になる可能性もあるわけですよね。男性側のY染色体が見つかった強皮症のようなケースもありますが。

先生 少なくとも妊娠に関係する、妊娠高血圧症候群とか妊娠糖尿病は妊娠しないとならないわけで、そういうリスクは帯びてるわけですね。胎児のDNAが入ってどうなるかはわからないけれど。

――妻の母親が娘の代わりに出産するとして、その受精卵を移植した段階で、DNAを含めて胎児とおばあさんのやりとりが生じるわけですね。娘の旦那さんのDNAが胎児を通じておばあさんに入ってくる。

先生 うんうん、いいんじゃないですか？　それは別に病気じゃないので。

――世の中一般はこれまで、お腹を容器として貸しているぐらいのイメージだったと思うんですが。実際には、生物学的なつながりがそこで生じているとなると……。

先生　そうです。生物学的に、といえば、両親の遺伝子じゃないものが入っている子どもはもう生まれていますよ。

――え？

先生　ミトコンドリア遺伝子です。

――あ、そうでした。第三者に提供された卵子から細胞質だけもらった場合は、細胞質のミトコンドリアは提供者の女性のものですからね。遺伝性のミトコンドリア病で流産が続く女性の卵子の核を、第三者の卵子に移植して受精させて出産まで漕ぎついた例があると二〇一六年に報道されましたね。こちらはアメリカの医師によるものでしたが。

先生　だからもう、三人分の遺伝子をもってる子がいるんですよ。それがなんのマイナスになるのか。マイナスがないんだったらいいじゃないのっていう議論があるわけです。

――クローン技術の人間への応用と法制化について取材していたのですが、当時から、技術の規制とすでに生まれてしまった場合の子どもの人権は分けて考えなければならないという悩ましい問題はありました。あれから時間が経って、現実はますますハードルが下がっているように思いますね。十数年前は、代理出産にはベンツ一台分のお金がかかるといわれていましたが。

先生　値段は下がってるんです。提供者が増えれば下がる。値段にも差がついてますよ。生殖領域って普通の妊娠よりも闇の部分が多いですね。それが続くんでしょう。最初からそうなんですよ。なかなか表にしづらい。胎児や出生前診断のことはみんなそれなりに発言してますが、あれよりもっと発言しにくいことですよ。

――生殖補助医療技術でもっとも古いのは、第三者の精子を提供してもらって妻が妊娠出産する非配偶者間人工授精（ＡＩＤ）ですね。戦後まもなく、慶應義塾大学で始まった方法（註19）で今は民間でも実施しているところがありますが、どうしてこれまで長期間放置されてきたんでしょう。顕微授精ができるようになって、夫の精子での受精がかなりできるようになって減少していますが。

先生　精子がない無精子症の男性の代理なんでしょう。今はＴＥＳＥといって精巣そのものから射出前の精子をとって妊娠させられるようにまでなったんですが、昔はそんなものもなかったから需要があったんでしょうね。

――生物学的親探しをする人たちがここ数年でカミングアウトしています。ここまでなぜなんのルールもなく放置されてきて、子どもたちの親を知る権利がなぜここまでないがしろにされてきたのか。同じ期間、産婦人科の世界におられて、増崎先生はなぜ放置されてきたと思いますか？

先生　ぼくはＡＩＤにはまったく関与してないんですが、親を知る権利っていう一方で、親を知られない権利っていうのもあるわけで、知られたくない人たちがいたんじゃないでしょうか。育ての親と、生みの親が違うようにね。

――つまり、当事者とは親だったわけですよね。親は知られたくなかった。

先生　うん。本人に知られたくない。

――でも本人は知りたいわけですよね。当事者は本人なのに。

先生　知りたい人が出てきたわけですね。それは自分がＡＩＤで生まれたことを知ったからですね。ほとんどの人は知らないまま大きくなってる。同じ精子で生まれた血縁者と一緒になる可能性があるって反対する人がいるけど、そんなことはめったにないでしょうし、育てた両親は知らないですむんじゃないかって考えるんじゃないでしょうかね。教えたほうがいいかどうかもわからないし。むずかしいですよ。養子縁組があるじゃないですか、でも半分でも血のつながった子がほしいってなったときに、ＡＩＤしか方法がなかったわ

註19　遺伝上の親を知る権利を認める動きが世界的に広がって精子ドナーが減少したことから、慶應義塾大学病院は二〇一八年八月予約分から新規の予約受け付けを停止した。

けですね。

――ええ。

先生　みなさんは養子縁組があるじゃないかというんですが、それもちょっと違和感あるんですよ、ぼくは。なんとか血のつながった子どもが欲しいという感情は、子どもができない人ほど切実なのかもしれないですね。

――先生の病院にはＡＲＴによって妊娠した人たちが来られるわけですよね。

先生　ええ。

――自然分娩の方とＡＲＴの方との違いはありますか？

先生　まったくないです。まったく意識しませんね。すでにそういう時代です。どう妊娠したからどう扱う、なんてことはまったくないです。意識もしてない。ＡＲＴで妊娠する人はそれぐらいたくさんいて、うわさにもならないという時代です。

――顕微授精はやってますか？

先生　やってます。

――エンブリオロジストは？

先生　医者がやってます。

――普通の産婦人科医とは違う資質が求められますか？

先生 産婦人科って大きく分けると、腫瘍やってる人と周産期やってる人と、生殖医療やってる人がいますけど、みんな一緒ですよ。自分が何を選んだかでしょう。ぼくも生殖医療もやってたし、腫瘍も手術もしました、産婦人科のことはなんでもしたいので。生殖医療しかしてないって人のほうがぼくの教室では珍しい。だから、顕微授精をやる人に特別な資質が必要と考えたことはないですね。

――二〇一七年十二月に、奈良家裁で、別居中の妻が夫の同意を得ずに凍結受精卵で出産した子どもに対して、夫が親子関係不存在の確認を求めた裁判がありました。一審では父親が敗訴して控訴中ですが、負けていましたね。

先生 ああ。そうですか。女性が負けた？

――お父さんが負けた。

先生 お母さんがお父さんの同意なしに勝手に妊娠して産んだんでしょ。それなのにお父さんが負けちゃうわけですか。

――遺伝的なものが確認できる時代だからじゃないでしょうか。

先生 おそろしい時代ですね。

——国内ですが、夫が亡くなったあとに妻が凍結受精卵で出産したケースもありました。

先生 それは気持ちとして理解できる。もっと前だけど、イスラエルの大富豪が飛行機事故で死んで、冷凍保存されてる受精卵に遺産を相続する権利があるかどうかで裁判になったなあ。権利はあるってなりましたね。あってどうするんですか。受精卵自体は遺産をもらいようもないし、使いようもないのに。誰がその受精卵で出産するかが次の問題になるのでしょうね。

——生殖医療はなぜ法制化されないのでしょうか。

先生 ああ……、なかなかできないですね、日本は。

——なぜできないのですか？

先生 議員立法の動きがありますが、今ひとつ進みませんね。どこかで人口を一人でも増やしたいっていう気持ちが働いてるんじゃないですかね。わかりませんが。

——どんな方法でもいいから産んだほうがいいと？

先生 そこをぎゅっと縛ったら、子どもはもっと増えなくなります。それと、やっぱりなかなか介入しにくい領域ではあります。介入されてやめろといわれても妊娠を望む本人たちにはいかんともしがたい。何に対して取り締まるっていわれると、まずは生殖医療を行っている側に透明性をもたせる。これは学会の仕事です。次いで親子関係を明確にする。これは法律ですね。その他どういう部分を取り締まらないといけないのか。

――代理出産や卵子提供は、第三者に対する身体的なリスクがありますから制限したほうがいいのではありませんか。

先生 金で取引するのはまずいから、そこを取り締まることは大事です。立法ですね。子宮には一個しか戻しちゃいけませんとか、それは学会の指針で決めていかないといけないでしょう。

――不妊の人口は男女とも増えているんですか?

先生 定義によるでしょう。ほとんどの不妊はARTによって妊娠できるようになったからすでに不妊じゃない。だから、実際は不妊は減っていると思います。何をやっても妊娠しない人を不妊だとすると、子宮のない人でしょうか。子宮移植もこの頃はされていると聞きます。

――一定期間、自然妊娠できない人を不妊と思ってたんですが、その定義が変わったんですね。

先生 それは変わらないですよ。一定期間の二年が一年に短くなったくらいです。やっぱり夫婦の十組に一組ぐらいは不妊です。昔は、三大不妊因子といって、精子がなければ妊娠しません、卵子がなければ妊娠しません、卵管が通ってなければ妊娠しませんっていってたんです。これがなくなった。卵管が通ってなくてもバイパスすればいい、精子と卵子があればいい。卵子も精子も外から持ってこられるようになった。

――それなのに子どもは増えない。

先生　一組の夫婦が産む子どもが減ったからです。それに子どもをつくる世代の人口が減りましたからね。ほかの国に比べて日本の人口が減っていくことはすでに避けがたい事態のようです。

――科学的な興味からこの本をまとめたいと思っていたのですが、そうばかりはいえない影がありますね。

先生　科学だけできわめようと思ってもむずかしい。医療の中で生殖についてはもっともナラティブな、センシティブな割りきれない領域です。そういうところが古典的といえば古典的。人の根源に関わる問題でありながら、そこに技術としてはきわめて未来的なところも入り込んできていて、そこが楽しいと思えば楽しいし、こわいと思えばこわいみたいな領域です。

高齢出産のこと

――不妊治療が増えた背景には、出産年齢が高くなって自然には子どもができにくくなっているという事情があると思いますが、高齢だとなぜできにくいのか、医学的にどのような問題が生じているのでしょうか。高齢出産っていうと女性の年齢ばかり想像しますが、男性ともに老化はするわけです。親の年齢が胎児に与える影響があったら教えていただきたいんですけれども。

先生　それはもう明らかで。卵子は新しくつくられないんですよ。

――生まれたと同時に減っていくんですよね。

先生　お腹の中にいる頃は、二百～四百万ぐらい数はあるんだけど、思春期にはすでに二十～三十万個ほどに減ってるんですよ。そのあとはサーッと減っていく。排卵があって、一個ずつ減っていくイメージがあるかもしれませんけど、実際はいくつも成熟して閉鎖卵胞になっていくので、どんどん減っていくんですよ。ひと月に千個ずつ減る。それで閉経がくるわけですね。ところが男の場合は次々と新しくつくっているので、古くならないんです。

――精子は古くならないんですか？

先生 次々つくってるんですね。それで次々出していってるんです。

――おじいさんでも孫みたいな年の差の子どもができるじゃないですか。

先生 つくる量は減っていってるんだけどね。

――質は大丈夫なのですか？

先生 そこはむずかしいところですね。たとえば男性の年齢が上がると染色体異常が増えるというのはほぼ否定されています。ただ、別の遺伝子の異常は増えるという報告はあります。なんにも影響がないわけじゃない。女性ほど圧倒的ではないですが、加齢は男性にとっても関係はあります。

――女性の老化による影響は、やはり染色体異常ですか？

先生 そうです。不分離というのが起こりやすくなるんですよ。人間の染色体は二十三対四十六本で、女性が46ＸＸ、男性が46ＸＹですね。減数分裂のときに対をなす染色体が、女性なら23Ｘと23Ｘにきれいに分かれないといけないんです。それがたとえば、21番染色体が均等にふたつに分かれないと、21番染色体のみが片方だけ一本多くなって、23Xのはずが24Xになります。染色体は1番から22番まで全部そういう不分離が起こり得るんです。それが21番目で不分離が起こって染色体が三本組（トリソミー）になるのがダウン症なんですね。ほかの染色体でも同じように起こっているんですが、ほとんどは消えてしまうんです。

――そもそも生まれてこないんですね。

先生　ええ。1番から10番までのトリソミーはない。消えるんです。生まれもしないし、流産もしないんですね。だから、生き残りやすいものだけが生き残る。トリソミーの中で一番生き残りやすいのが21番トリソミーで、次が18番、その次が13番なんですね。

――生き残りやすい、というふうに考えるんですね。ほとんどは生まれてこないし、そもそもできない。

先生　発生しないんです。たとえば、初期に流産したものを調べて何が一番多いかというと16番トリソミーなんです。生まれてくる子はゼロです。そこまで育たずに途中で命が尽きるんです。16番染色体が三本の組だとそれぐらい生命に対する影響力が大きいんです。1番から10番って染色体が非常に大きくて、それだけ多くの遺伝子をもっているので不分離が起こるとかたちにもならないんです。だから流産もしない。その前に消えていくんです。命への影響力ということでいえば、一番影響が少ないのは性染色体です。だから、男性に発生するクラインフェルター症候群（47XXY）や女性でX染色体が一本完全にないか欠失しているターナー症候群（45X）が一番頻度が高いんです。ダウン症よりも。

――ああ、なるほど。

先生　でも、ダウン症みたいにいろいろ話題にならないですよ。なぜかというと、生命に対する影響力が少ないからです。まったく知らないまま生きている人もいる。たとえば、ターナー症候群だとお子さんができません。でもお子さんできない人は他にもたくさんいますよね。

――検査して初めてわかるんですか？

先生　検査すればわかるけど、それもしない人が多いですよ。だって、する意味ないじゃないですか。何かの重い病気になるわけじゃないですから。

――子どもができないというだけですね。

先生　男性もそうです。クラインフェルター症候群も、ちょっと普通の人より背が高かったり、いくつかの特徴はあるっていうけど、じゃあバスケットボールの選手はみんなクラインフェルターかっていうと、そんなことはないわけです。何かのがんになるとか、はっきりした傾向があったら検査するんでしょうけどそういうのはないわけだから。

――高齢出産を三十五歳で分けるのには、どういう意味があるのですか？

先生　何もないです。

――え、何もないんですか？

先生　何もないです。それを決めた頃は結婚年齢がうんと若いほうにシフトしていたんですが、三十五歳の妊婦さんって今、普通ですよ。もう二十年ぐらい前から、四十歳にしようとか、三十七、八歳にしようという話があったんですが、結局、今のままなんですね。もし決めるとすれば、「このあたりで子どもはつくれなくなりますよ」というものを早く決めないといけない。

――そうですね。

先生　あきらめどきがないんです。

――本当に、そうですね。

先生　五十歳でもお産できますかって聞かれたら、そりゃ無理すればできますと答えますよ。でも通常はなかなか難しいわけです。それなのに、一生懸命がんばってお金をたくさん使って、夫婦仲が悪くなって、みたいな人たちがたくさんいるわけですよ。

――ええ、そういったケースはよく耳にします。

先生 そういう意味で、不妊の治療について年齢の上限を決めることには意味があると思う。

――年齢が高くなるごとに卵子が老化していくというのは知っておきたいことです。そんなあたりまえのことも女性は最近まで知らされていなかったですから。

先生 染色体異常が増えていくカーブを見ると、だいたいダウン症の子を出生する可能性が百分の一になるのが三十九歳か四十歳なんです。

――1パーセント……。

先生 子どもができにくくなる年齢もそれくらいなんです。やっぱりそれは卵子が劣化していくからなんですね。四十歳で産んでもいいと思いますが、染色体異常の子どもが百分の一くらい生まれてくる。妊娠率も下がってくる。

――そもそも妊娠しづらくなるんですね。

先生 うん。医学とか医療っていうと、ピシーッと決まったものがあってやってると思うかもしれないけど、そうじゃなくて、「まぁ、これくらいです」みたいな感じでやってるわけです。ある意味で確率の世界です。

終章

私たちはどこから来て、どこへ行くのか

増﨑先生の性教育

――三木成夫先生の『胎児の世界』から三十五年あまりの間に、胎児の何がどこまでわかってきたか。一九七七年に産婦人科医になった増﨑先生の体験をもとにお話しいただいたわけですが、見れば見るほど、知れば知るほど、胎児ってなんてすごいんだというか、胎児ってただ者ではないな、との思いを強くしております。自分がクローン羊ドリーの誕生以来、生命科学を取材していたこともあるのでしょうが、胎児というとすぐ出生前診断や再生医療や生殖補助医療の視点からとらえてしまって、お腹の中にいる胎児そのものがどういう生き物であるかということに何も疑問をもたずにいたこと、まさに当事者不在のままあれこれと議論していたことを胎児に深くおわびしたい気分です。

先生　ぼくはね、もう二~三十年前ですけど、ある大学の先生に頼まれて、中学校を回って性教育をやってたことがあるんです。一番よく覚えてるのは、上五島町の新魚目《しんうおのめ》町立魚目中学校（当時）です。最後に、質問ないですかって聞くとたいていみんな質問しないんですけど、そのときは女の子が二人、手をあげて、クローン人間はなんのためにつくるんですかって聞いたのね。答えにくくてねえ。

――はははは。

先生　臓器移植の話もしなきゃならないんで。

――そうですね。でも性教育の授業でクローンまで関心をもつというのは、なかなか想像力が豊かな中学生ですね。

先生　うん。性教育っていうとみんな避妊のことだと思うんですけど、もちろん避妊のことも話すんですけど、それよりも命の大切さっていうか、妊娠して子どもができていくこと、あなた方もそうやってできてきたんですよっていう話をしてくれといわれたので、題名を「命の起こり」として話をしたんです。

――おもしろそうですね。

先生　自分と父親と母親の関係がわかるように、自分が母親のお腹の中にいたときからさかのぼって、父親の役目ってなんだろうっていう話もします。

――それは大事なところですね。

先生　ダ・ヴィンチの絵（図6、五五頁）も見せるんですよ。十六世紀の、まだ医者が医者として成り立ってない、床屋さんがメスをもっていたような時代にこういう絵を描いた。これを見せるときはこういうんです。これは死んでる胎児です、生きた胎児は決してこんな格好はしてませんよって。この絵には鏡文字といって、ダ・ヴィンチが左利きで書いた、鏡に映すとわかるような読みにくい文字があるんですけど、「胎児は水の中に住んでいる」、だから、「胎児は呼吸をしていない」と書いてあるんだそうです。すごい洞察ですよね。ダ・ヴィンチの絵はもう一枚、聖母子像も見せます。ヨーロッパの人たちも日本の人たちも、画家って必ずこの絵を描きますね。

——そうですね。キリストを抱くマリアでしょうか。

先生 ヨーロッパ人が描けばそうなりますね。ミケランジェロやボッティチェリ、ラファエロも描いています（図19）。気づいたでしょうか。母親はみんな左側に子どもを抱いてますね。

——みんなそうですね。やはり自然にそうなるんでしょうか。

先生 もう一つ、イエス・キリストの誕生を祝いにやって来た東方の三賢人が登場する絵も見せるんですが、これはちょっと変わった絵なんです。赤ちゃんがまるでミイラみたいにぐるぐる巻きにされてる（図20）。胎児はお腹の中で縮まっていたので、生まれたあとはしばらく股が開いたまま足を曲げてるんです。産まれてしばらくの赤ちゃんは足を伸ばさな

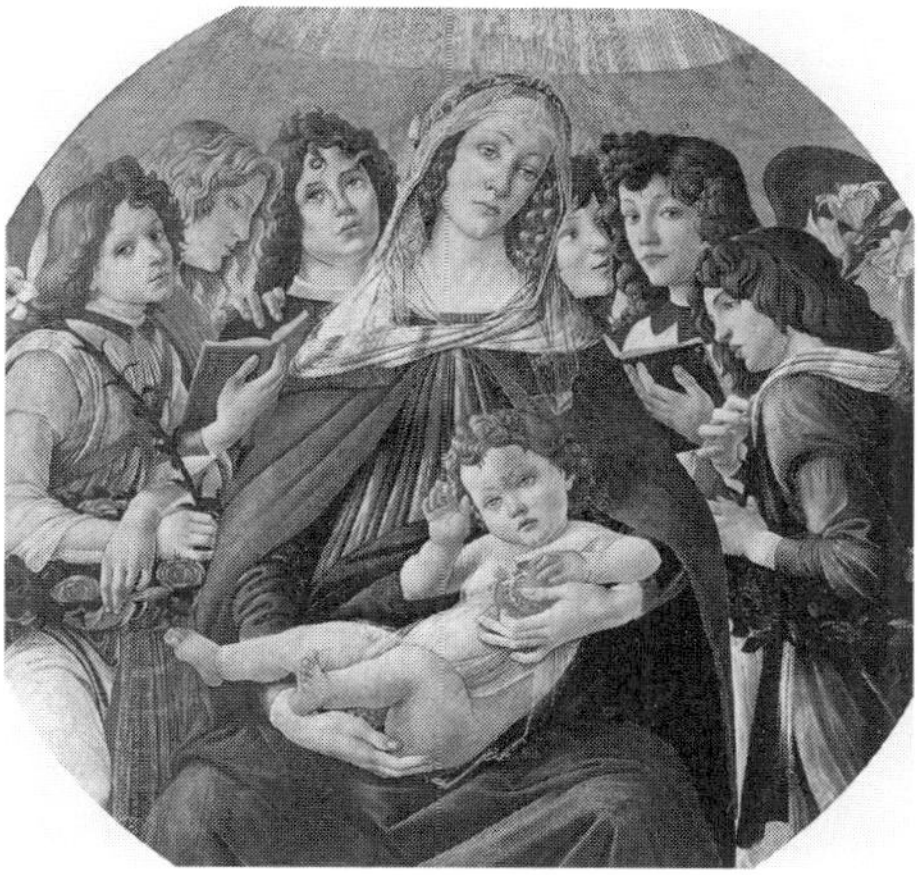

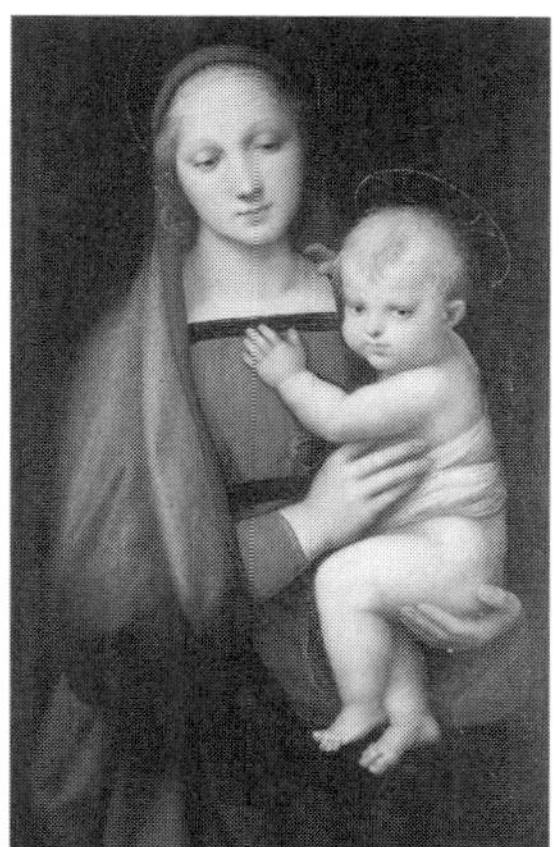

図19　聖母子像
（上：ボッティチェリ、ウフィツィ美術館所蔵 下：ラファエロ、ピッティ美術館所蔵）

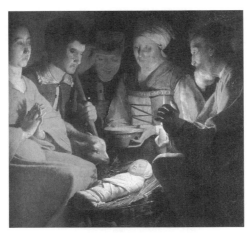

図20　ぐるぐる巻きのキリスト（ラ・トゥール、ルーヴル美術館所蔵）

いですよね。なので無理やり伸ばす。

——そういう意味があったんですね。

先生　股が開いているのはみっともないからって、足を伸ばしてぐるぐる巻きにしてたんでしょうか。これって実はすごくまずいことで、股関節《こかんせつ》の脱臼《だっきゅう》を起こすんですよ。やっちゃいけないことだったんです。

——今もやっている民族がありませんか？

先生　今もありますよ、よくないよって教えてあげないといけないんですよ。妊婦さんもぐるぐる巻きにされることがありますよ。

——腹帯《はらおび》ですね。

先生　そう、これは日本の風習ですね。ヨーロッパには腹帯ってないんです。戌《いぬ》の日にお寺か神社に行って、安産とか寿って文字を書いてもらって、お腹をぐるぐるって巻く。これにはもともと、赤ちゃん大きくなるなっていう意味があったんですね。大きくならないように上からぎゅっと押さえつけてる。大きくなりすぎると難産になるという感覚があったんだと思うんですよね。

——安産のためだとは知っていましたが、そういう意味の祈願だったとはこわいです。

先生 最近はやらなくなってきていますけどね。風習としては残ってます。今まで何度か出ましたけど、福澤諭吉先生もひとこと。「これまで日本国中なす事なれども、腹帯を強くしめるは大いに悪く、親子ともによくない事なり」と書いています。さすがですよね。

——ええ、ええ。

先生 性教育では、漢字の成り立ちも話します。「女」という字の中におっぱいがついて、それが腫《は》れてくると「母」になる。「包」の語源もおもしろいですよ。子宮の中に胎児がいて、だんだん胎児が崩れていって「己」になったと(図21)。三、四千年前に漢字ができたときから、中国人は、胎児は逆子でいると思っていたわけです。逆子じゃないと、この漢字にはなりません。でも、本当は頭が下になってる。だから間違ってた。そういう話をすると子どもは喜びますよ。そんなところから、胎児がエコーで見えるようになってわかったことを説明します。

十八世紀の解剖学の本もあるんですが、お母さんがお腹を自分で開けて子宮の中を見せてるんです。小さくてわかりづらいですが、図の左に描かれている胎児が頬杖ついてるんです（図22）。

――すごいですね。医学書ですよね。でも、やっぱり逆子ですね。

先生 逆子です。日本の浮世絵にも同じような絵があって、胎児がいろんな体位をしてるんですが、そこに頭が下の胎児がいる（図23）。

――ほんとだ！

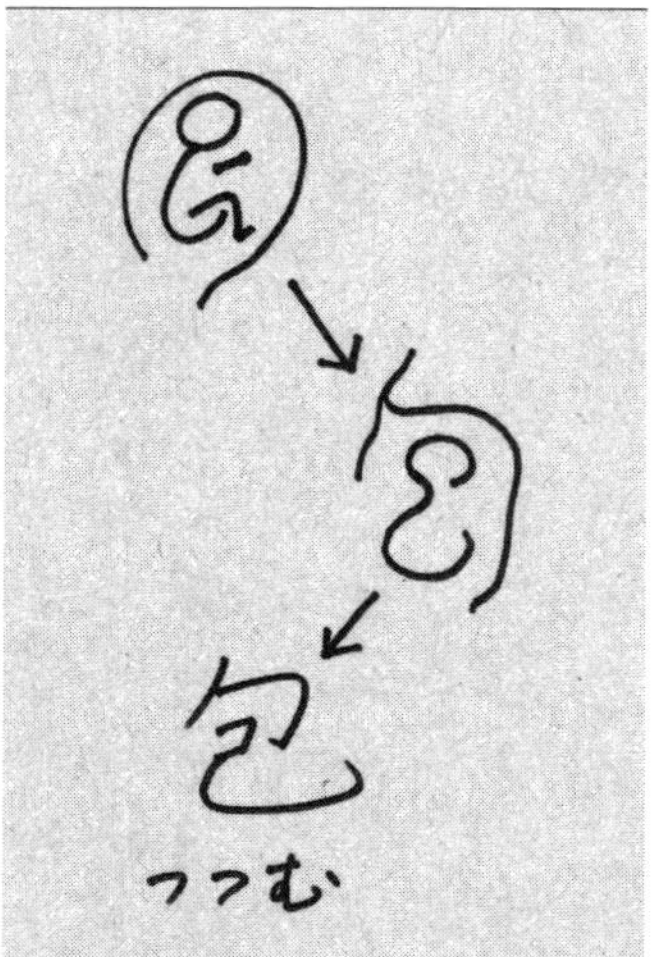

図21　包の語源

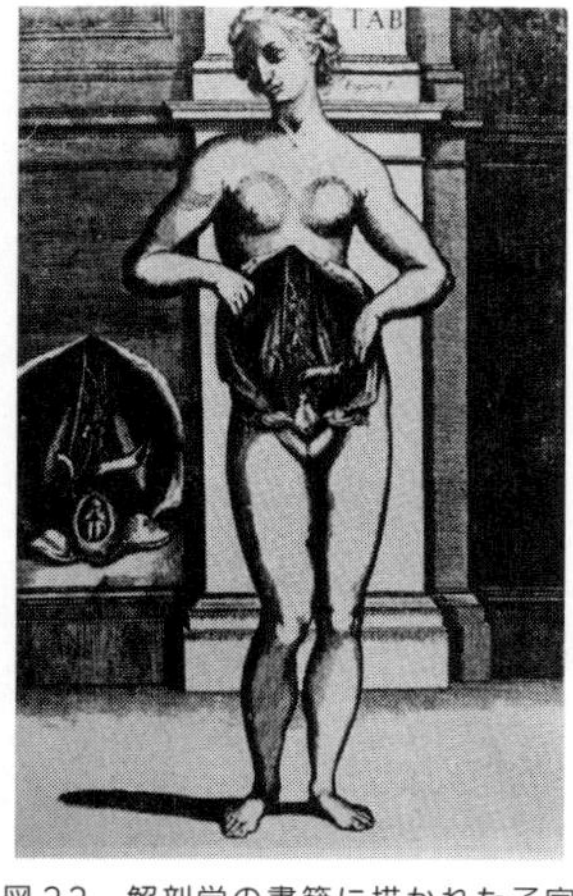
図22　解剖学の書籍に描かれた子宮
（ペトロ・ベレッティーノ『解剖図譜』1741より）

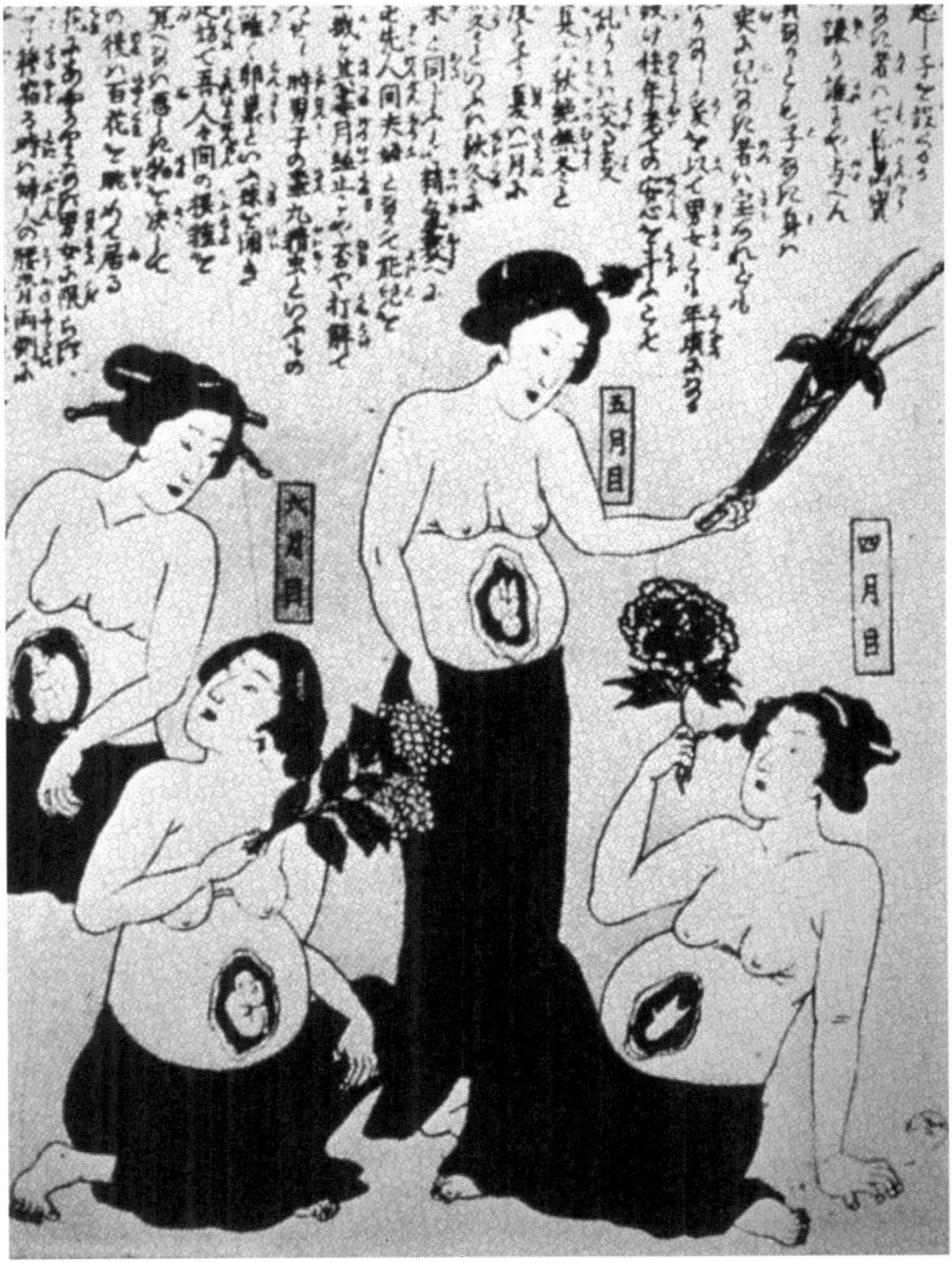

図23　浮世絵の胎児（ハロルド・スピアート『図説産婦人科学の歴史』1982より）

先生　まさに「見たい」という願望ですよね。お腹の中が透けて見えてる。
――これは医学書ですか？
先生　いや、たんなる浮世絵です。ははは。
――悪趣味な……。
先生　好奇心っていうのは、今も昔も変わってないんだなあ、と思うんですね。

水の中の人生、空気の中の人生

――増﨑先生は『「動く胎児」を「動くまま」見る』(註20)というシリーズでDVD付きの医学書を出版されていますね。静止画像では診断がつかなかったことも、3D動画だと視点を変えて見られるのでよくわかる。医療者向けの専門書ですが、一部の動画を見せていただいて、胎児が動いているだけではなくて、めまぐるしく表情を変えるので本当に驚きました。もう人間以外の何者でもないです。
先生　胎児を見ていると、生まれたあとの顔とよく似てるので胎児と新生児は連続してるって、当然のことのようにみんな思ってますよね。

――はい、そうですね。

先生 でも、いったん終わるんです、ぼくの認識ではね。

――どういうことですか？

先生 水の中で生きてきた人生が終わって、新たに空気の中の人生を始めている。と、思ったほうがすっきりするというか、理解しやすいっていうか。胎児は胎児の時期があって、生まれたあとの人生がまた別にあると考えたほうが、いろんな説明がしやすいんじゃないかなと、この頃は思ってますね。

――私たちにそっくりだけど、根本的なところで違う存在ですよね。

先生 不思議ですよねえ。初めて胎児の表情を見たときに、「なんだこりゃあ」「表情ってなんだこりゃあ」と思いましたよ。泣いてる子はおそらくギャーッていってる。本人はそのつもり。でも水の中の密室だから声は出ない。

――表情がはっきりわかるほど動くのは何週ぐらいですか？

註20 増﨑英明『動画で学べる産科超音波』1〜3、メディカ出版、二〇一四〜二〇一六

先生　三十六、七週でしょうか。もうそろそろ生まれる頃です。そうじゃないと、そんなに大きい動きはないですね。胎児と母親がコンタクトしてるんじゃないかなあ。証明はむずかしいですが、母と子は何かの情報は伝達してるでしょうね。生命の継承ですから、遺伝は間違いなくあります。DNAを介してやりとりしてる。だから、遺伝による会話は絶対的なものだって普通の人は思ってるんですけど、そうじゃないんだっていうことも証明したかった。

――ええ。

先生　それをするには、まったく同じ遺伝子をもっている一卵性双生児が、必ずしもまったく同じじゃないってことを証明すればいいと思ったので、一卵性双生児のデータをいっぱい集めたんですよ。一卵性双生児は、まさしくクローンなんですけど、まず顔が違いますよね。きんさんぎんさんも微妙に違ってましたね。

――遺伝情報は同じなのに、お二人が似ていないところもあるのが不思議でした。

先生　胎児のときから違うんですよ。一人には心臓に異常があって、一人はまったく正常だったりする。極端なのは、「無心体」といって、片方に心臓がなくて、もう一方は正常というケースです。だから、人は遺伝子だけに支配されてるわけではないということです。

このことって、ひとつほっとすることじゃないかなぁと思ったんですね。

——そうですね。

先生 父親と母親がいて子どもはできるけど、だからといって子どもは必ずしも両親のものじゃない。子どもは子どもで独立するものですよね。

——自分の子なのになぜこれほど違うのか、子どもがいる人たちはみんなそういいますね。胎児の姿を見て、お父さんお母さんはどんな反応をされますか？

先生 表情が見えるようになると、母親はやっぱり情感を刺激されているだろうなあと思いますね。ああ、これが生まれる前の私の子どもなんだとか、おちんちんを見せれば、あ、私の子どもは男の子なんだ、長男なんだ、みたいな。いろんなことを思っているんでしょうね。

——一方で、胎児に異常があれば見えてしまうわけですが……。

先生 出生前診断ができるようになって、両親や家族がどう思ってるのかインタビューしたことがあるんです。まあ、いろんな言葉が出てきますよ。人によって感じ方がまったく違いますし、思っていることも違う。離婚する夫婦もいるし、かえって絆が深まった夫婦もいる。いろいろです。こういう出来事によって、その人は自分のことを知るんじゃないかなあって、ぼく、いつも思うんですね。

――はい。自分の身に起こらないで物をいうことのむずかしさを感じます。

先生　病気になることは必ずしも悪いことじゃないんですよ。病気になっても、それによって何か新しい自分に気がついたら、それはそれでプラスなんじゃないかなと。一病息災《いちびょうそくさい》っていうじゃない。ピンチは常にチャンスですよね。ぼくはいつもそう思うんです。だから、病気になった人が必ず不幸だとは思わないです。どうせ、いつか命は終わるんだから。なんらかの異常をもつ子どもを産んだお母さんも、それがきっかけで変わるんですよ。親と子も一期一会《いちごいちえ》。

――はい、そうですね。いいほうにも、そうでないほうにも。

先生　人生ってむずかしいですね。お腹の中の子に異常が見つかって、「夫や家族に対して申し訳ない」とか、「私が悪かったせいで神様が……」とか、宗教も関わってくることがある。「先のことは考えられない」っていうのは、いい反応だと思うんですね。「この子の生命力に賭けるしかない」とかね。夫に対してはやっぱり、いろいろと思うところがあるんですね。「私に任せておけばいいと思われてるような気がする」とか。

――お母さん一人が背負っちゃう、というか、背負わされてる気がしている？

先生　それは、子どもが自分の中にいるのと、外にいるのとの違いなんですよね。そのまた家族ってなると、もうひとつ遠くにいるんです。「夫の両親をプレッシャーに感じることがある」とかね。何かあると、母親はつい自分のせいだとどこかで思うんですね。一方で、「なかなかふだんは素直に気持ちを表現できないけど感謝している」っていうかなり前向きな人もいますしね。だから、出生前診断っていわれても、みーんな違うんですよ。一人ひとりから気持ちを聞いてみなければわからないし、実際に自分に起こって初めて悩むんですね。子どもは生きていけるやろか、社会に受け入れられるやろかって。でも、それもまた本人にとってのチャンスなんじゃないかなあと、ぼくは思う。なにごともチャンスに変えていかないと。そこで、ぼくたちに何ができるんだろうって考えないといけないんです。

――この本で話していただいた科学的な新事実や発見はどれも本当におもしろくて、生命の神秘に魅せられるばかりですが、診断技術となったことでその是非ばかりが語られてきましたからね。もっと根本的なこと、胎児がどういう存在かをもっと知りたいと思いました。わからないことだらけなんですから。

先生　技術って、誰かが欲しいっていわなくても出てくるんです。昔から胎児の細胞が母親から見つかるという報告はあって、臍帯をＤＮＡが移動するとわかったことで、ＮＩＰ

Tにつながったわけですね。ダイナマイトを発明したアルフレッド・ノーベルがノーベル賞をつくったのも、「自分は一体、何をやってしまったんだろう」という気持ちからかもしれない。パンドラの箱を開けちゃったみたいな。出生前診断も、なかったらなかったでなんにも困らなかったのに、妊娠八週で胎児の性別がわかるようになった。じゃあどうするの？　何に使うの？　胎児の表情がわかって何するの？　……初めから答えがあるわけではないんですよ。最初は〝興味〟なんですよ。ほとんどが興味です。でもそこで何かわかってくることもある。胎児のDNAが母体にいってるのはわかった。じゃあ逆に、母体のDNAは胎児にいってるか。調べてみたらたしかにいってる。

それがなんなんだって。ぼくはそのとき、そうとしか思わなかったんだな。ウイルスがいくようにDNAもいくんだろうなあって、最初は科学的なことを思ってた。でもそのうち興味だけになった。だって、そっちのほうがおもしろいから。まったく他人だった夫のDNAが妻に入ってるんだからね。

――そうですね、純粋に科学的な驚きです。

先生　母親っていうのはキメラなんだなと、思ったわけなんですね。フランスの哲学者のボーヴォワール（一九〇八―八六）が、「人は女に生まれるのではない、女になるのだ」（『第二の性』）といってますけど、私はこういいますよ。「女は母に生まれつくのではない、母親になるのだ」。

——女性は他人のDNAを受け入れて初めて母親になるんですね。クローンのときにさんざん議論したことですが、そのときには誰も知らない事実でした。受精がどうして重要なのか、個体をとっても、進化からみても、さらに重要な傍証《ぼうしょう》を得たように思います。

先生 体の細胞は死んじゃうけど、生殖細胞は生き残る。これは本当、まさしくそう。

——そうですよね、生殖細胞はずーーーっと。

先生 ずーっと、ずーーーっと。

——ずーーーっと、人類史をずーーーっと生き続けてるわけですよね。

先生 そうなんですよ、それがすごいですよね。性教育では、遺伝子っておもしろいよねっていう話をする一方で、「ミーム」についても話すんですよ。

——リチャード・ドーキンスが『利己的な遺伝子』（一九七六）で定義した言葉ですね。生物情報を運ぶ単位が遺伝子（ジーン）とすれば、文化の伝達と継承を担う単位はミームだと。

先生 人類の文化はせいぜい五千年ぐらいしか経ってないですけど、ミームの進化は飛躍的ですよね。遺伝子の進化に比べると、はるかにすごい勢いで変わっていく。遺伝子は親から子、上から下にしかいかないけど、文化には、方向性はない。おじいちゃんおばあちゃんが孫から教わることもある。それが文化のすばらしいところだと思う。だから人間は、遺伝子と文化の片方だけではダメで、両方ちゃんと伝えていかないといけないんじゃないかなあって。

――生物の遺伝子と文化の遺伝子は、相互に関わって世の中は進化していく。まさに、われわれはどこから来て、どこへ行くのか、ですね。

君たちはなぜゼロ歳で生まれたのか

先生　ぼくはね、君たちはなぜゼロ歳で生まれたんですか、って子どもたちに聞くんです。おもしろい質問でしょ？

――うわあ、おもしろい。でも、むずかしい。

先生　「あなたが生まれたとき、お父さんいくつ？」「四十歳」「あ、そう。あなたのお母さんはいくつだった？」「三十歳」「そう。じゃあ、あなたができたときのお父さんの細胞は四十歳で、お母さんの細胞は三十歳だったわけね。あなたが生まれるとき、どうして四十歳とか三十歳じゃないの?」って、いうんですよ。そうすると考えるんですよ、みんな。あれ? そういえばなぜだろうって。

――脳がフル回転します。

先生 こんな質問もします。「君たちのお父さん、お母さん、おじいちゃん、おばあちゃん、せいぜい百年ぐらいしか生きられないけど、木を見てごらん。年をとってる木だと三千年とか五千年ですよ。どうしてそんなに長く生きられるんだろうね」

――おもしろすぎる……。

先生 「原始的な原生生物って、ひとつの細胞でできてるのがいるんですよ。ゾウリムシとかツリガネムシとか。この生き物たちは死ねないんです。分裂だけする。無限に分裂する。だから、ずーーっと死なない。ずーーーっと死ねない。自分がずーーっと、いつまでも新しくできていくわけです。クローンですね。分裂に限界がないんですね。ところが人は分裂に限界がある。だいたい五十回くらい分裂すると細胞は死ぬ。だから人は死ぬんです。運命なんですね。死なないわけにはいかない。でも、その原生生物みたいなものを人は体の中にもってる。いつまでも死なないもの。それが、生殖細胞っていうもので、体のある部分に置いてます。男だったら精巣、女だったら卵巣。その中にしっかり別個に置いてあるんですよ。それをずーーっとバトンタッチして、君たちのあとに受け渡していく。君たちも、おじいちゃん、そのまた上のおじいちゃんおばあちゃんからもらったんです」

——人には寿命があって体はみんな死ぬけれど、太古の昔から、この先もずっと死なずに受け継がれて死なない細胞がある……。

先生　三十歳の人から人をつくったら、その人は三十歳から始めるしかないから、必ず一回ゼロ歳に戻して次の世代に渡さないといけない。生殖細胞には、ゼロ歳から始めるために寿命をリセットする仕組みがある。どうやって戻すかはわかってないから説明できませんけど、っていう話をするんです。

——クローン羊ドリーをつくった研究者たちの興味も、そもそもは細胞を初期化する、つまりゼロ歳に戻す因子を探すことでした。ドリーは結局、普通の羊の半分しか生きられなかった。

先生　生殖細胞に戻してないからゼロにリセットできなかった。始まったとき、もしかすると、命はすでに半分終わっていたんです。

——そうですね。子どもたちは、自分が生まれたことの意味を、ものすごく長い時間の流れの中で考えるようになりますね。

先生　そうなんです。「君たちの体は、自分だけのものと、自分だけのものではないものを持ってます」「自分だけのものはどう使ってもいいけど、自分だけのものではないものは自分だけで勝手に使ってはよくないかもしれないね」というようなことを考えてくれるといいですね。だから、「君たち、お年寄りからいろんなことを習うと思うけど、いっぱい勉強して、大きくなったら、小さい子どもたちにちゃんとしたことを教えられるようになるのはすごく大事なことですよ」「お年寄りの話を聞くことも、お年寄りにいろいろ話をしてあげるのも大事ですよ」「君たちも死ぬだろうけど、文化情報を伝達するっていう大事な役目があるんですよ、君たち。勉強してね」

――ふふふふふ。

男と女の役割分担

先生　男は胎盤、女は胎児という役割分担があるという話をするとまたみんな喜ぶんです。

胞状奇胎《ほうじょうきたい》っていう病気を知っていますか。

——子どもの頃に家にあった家庭用の医学事典に写真が載っていて、とても恐ろしかったのを覚えています。子宮の中がぶどうみたいにツブツブだらけで。

先生 ええ。これがどうやって発生するか、私が長崎大学医学部を卒業した年、一九七七年に日本人が見つけたんですが、ここには男性からの染色体しかないんですよ（註21）。

——そうなんですか。それは知りませんでした。

先生 女性がまったく関与してないんです。不活化っていうんですが、核が働いていない卵子に精子が入って、精子だけで発育すると胎盤だけができて胎児ができないんです。

——卵子は死んでしまっているということなんですか？

先生 ええ。箱だけ残っていてそこに精子が入る。誰も直接その様子を見た人はいないですけど、ほぼ証明されています。

——それでも大きくはなるんですね。

先生 胎盤だけ育つんです。

——胞状奇胎は胎盤だけが育った状態なんですね。

先生 そうです。胎盤だけ異様に育つんですよ。そうすると、組織に十分酸素を届けられないほど早く大きくなるので水がたまってふくれあがって、イクラみたいになってる。子宮にイクラみたいなのがいっぱい入ってるんです。

――それはお母さんは自覚するわけですか？　痛みがあるとか……。

先生　しないです。だから、超音波ができる前は全然わからなかったんです。

――本人は妊娠していると思ってるわけですね。

先生　お腹が大きくなって出血して、ツブツブが出てきて、初めて気が付くんです。ときどきがんになるんですよ。昔は、1～2パーセントぐらいの人ががんになっていました。絨毛《じゅうもう》がんというんです。

――絨毛がんは名前は知っていましたが、そういう成り立ちだったとは驚きました。

先生　昔は非常に予後が悪くて、多くは肺に転移しました。でも今は、それほどひどい例は見なくなりました。エコーで早く見つかるから。

――そうだったんですね。超音波診断の恩恵ですね。

先生　この病気が男性由来だとわかったときに、男側だけでできれば胎盤になるんだった

註21　T Kajii, K Ohama : Androgenetic origin of hydatidiform mole, Nature, 268: 633-634, 1977

ら、女側だけでできると胎児になるだろうって、なんとなく思った人はいたんだけど実験はできなくて、ずっとわからなかった。卵巣腫瘍の中に、髪の毛とか皮膚とか歯とか骨とかが入っている腫瘍があって、これがおそらく卵子から起きて、胎児になりかけているんじゃないか。予想はあったんだけど、証明する方法がなかったのね。

――そうすると、その場合は、卵子だけ。

先生 精子は関係なく、卵巣から起こった腫瘍なんです。

――性交渉はまったく関係ないということですか？

先生 関係なし。精子は単独では分裂することはできなくて、卵子という入れ物があって初めて受精して分裂するんですが、卵子は卵巣の中に一個の細胞として存在するので、それが腫瘍化すればこうなるんです。皮様嚢腫《ひようのうしゅ》、デルモイドっていいます。

――デルモイドは、私でもなる可能性はあるということですね。

先生 そうです。若い人の卵巣腫瘍では一番多いんです。最初はびっくりしますよ。髪の毛がボロボロ出てきますから。これが本当に卵子から起こっているとしたら、染色体は23Xが二倍体化した46XXのはずです。じゃあ、卵子が減数分裂を起こすどの段階でデルモイドが起こるかを六十例ぐらい調べたんですが、本当に23Xが二倍体化したものはなかった。だからデルモイドは胞状奇胎の逆サイドにあるわけではない、つまり処女発生ではないといったん結論づけて、それがうちの今の准教授の博士論文になったんです（註22）。

——そうなんですね。

先生　ところがある日、びっくりするようなデルモイドがある病院から送られてきました。これがその卵巣腫瘍なんです。デルモイドは髪の毛や歯が入っていたりするっていいましたけど、ヒトの形をしたものが腫瘍の中に入ってたんです（図24）。

——これはもう、胎児ですね。

先生　ほとんどヒトになってるでしょ？　これを調べたら、まさしく卵子が二倍体になったものだったんです。これはヒトにもアリマキのようにパルテノジェネシス（雌性発生）がありえることの証明です（註23）。だから、卵子がそのまま二倍体化していくとヒトになるんですよ。滅多に起こらないというだけです。

——これは妊娠とは関係のない私でも可能性があるということですね。

註22　K Miura, H Masuzaki et al. : Methylation imprinting of H19 and SNRPN genes in human benign ovarian teratomas, Am J Hum Genet, 65: 1359-1367, 1999

註23　K Miura, H Masuzaki et al. : Fetiform teratoma was a parthenogenetic tumor arising from a mature ovum, J Hum Genet, 62: 803-808, 2017

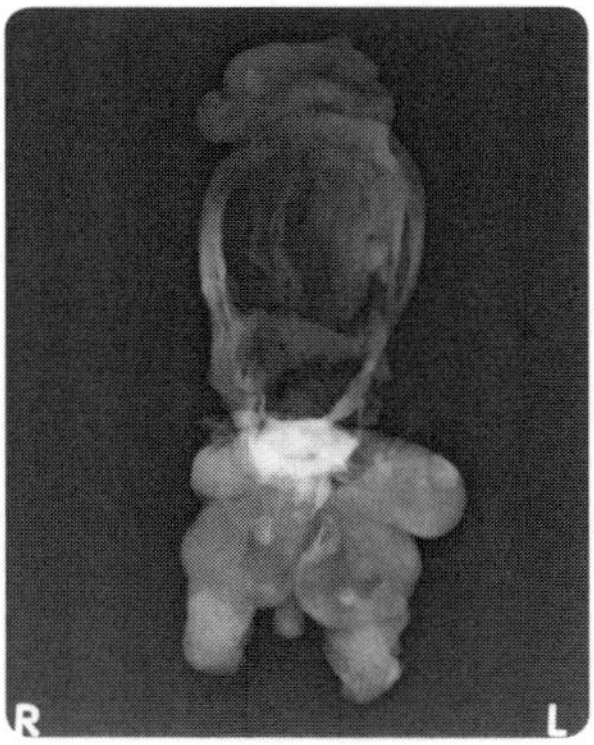

図24　腫瘍の中にいた胎児（著者提供）

先生　そういうことです。ここでぱっと思ったのは、イエス・キリストですよ。

――処女懐胎《かいたい》！

先生　そう。処女懐胎です。パルテノジェネシスですよ。最初の頃にアダム派とかイヴ派の話をしましたが、メスだけで発生するアリマキのようなものです。ヒトでもありうるんです。

――これまで処女懐胎で誕生した子どもはいるんですか？

先生　証明されたヒトはいないです。その昔、旧ソビエト連邦時代に絶対にセックスしていないのに子どもを産んだという女性を集めて調べたことがあるらしい。でも、どうしても証明はできない。科学的な時代になってからは完全に証明された処女懐胎の人間はいません。でも、この写真を見たら、可能性がゼロとはいえないです。

——そうですね。これは男の子ですか？

先生　いや、男の子はできないはずです。

——あ、そうか、性交渉は関係ないですものね。Y染色体がない。

先生　生殖って本当に謎なんです。一つの受精卵から、片方は胎児になり、片方は胎盤になってやがて捨てられてしまう。まったく同じ細胞なのに、「かわいそうだなあ」って昔から思ってたんだけど、もう運命論ですよね。謎の中の謎からヒトが生まれる。今も説明できないことはいくらでもある。科学っていうのは、その多くは説明できることを説明しているだけなんです。そう思うと、生命ってやっぱり終わりがないんです。終わりのない謎なんですよ。まさに「胎児——この未知なるもの」ですよね。

胎児の未来

――私たちはどこから来て、どこへ向かうのか、性教育のお話を通して考えてきましたが、最後に、生殖の未来についてお話をうかがえればと思うのですが。

先生　未来永劫、変わらないことを願いますね。

――この先、保育器がどんどん進歩して、女性がカンガルーみたいに子どもを小さく産んで、出産から解放される時代はくるのでしょうか？　そんな小さく生まれたら、全身点滴だらけじゃないかとは思いますが。

先生　二十二週の子どもって、皮膚がね、透き通ってる。血管が透けて見えるんですよ。本当に壊れそうで、もろい。和菓子の水ようかんみたいな感じです。

――そういう子でも今はちゃんと大きくなるわけですよね。

先生　なります。それはすごいことですよ。ただそういう子が生まれると、未熟児用のベッドを塞ぐわけです。そうなると、次にそういう子を産めなくなるのでぐるぐる回すんですよ。そんな小さな子を診られるのは、長崎だと三か所しかない。だから空いたところにとにかく放り込んでいくみたいな感じで、三つ子ちゃんなんかが生まれようもんなら、もう現場は大変ですよ！

——ははは。

先生 日本の新生児医療がどうやって進んだかっていうと、五つ子ちゃんからなんです。五つ子ってもう聞かないでしょう。もう生まれなくなったんですよ。

——懐かしいですね。私が子どもの頃に鹿児島で誕生して盛んに報道されていたのを覚えています。排卵誘発剤を使ったんでしたね。

先生 ええ。排卵誘発剤で多発排卵させてできたんですね。排卵誘発剤は今も使っているんですけど、体外受精では受精卵を一個しか戻しちゃダメになったので、一人しかできなくなったんですね。最近は五つ子は生まれてないですね。

——ある程度、小さく生まれるようにはなっているということですね。

先生 あとは、未来といえば、人工胎盤ですよ。生理食塩水の酸素濃度を濃くして胎児を育てようとしたグッドリンの話をしましたけど、それはおそらくありえない。

——もうＳＦの世界ですね。

先生　むずかしいんじゃないですかね。だって、カンガルーみたいになったほうがいいですか？

――そうですね。ただ欲望は限りないからそのうちできないともいえませんね。もうひとつ、よく議論されるのがデザインベビーですね。受精卵の段階で遺伝子を操作する。青い目がいいとか、ブロンドの髪がいい、身長は高くて、知能も高いほうがいい、といって要素ごとにオーダーする。

先生　実際できるようになれば、みんな望むでしょうね。だって、そういう願いがあるから出生前診断するわけですよね。あんまりいいたくない言葉だけど、優生思想ですよね。優生思想には、いいものを集めてよくしていこうという考えと、悪いものを外していいものを残そうっていう考えがありますね。悪いのを外すほうが簡単だからそちらに進んだわけですが、いいものを集めてよくしていくというのは、すでにアメリカではやってますね。ノーベル賞受賞者の精子バンク。

――ええ、すでにそのレベルのものはありますね。日本のＡＩＤも、そもそも慶應義塾大学医学部の優秀な学生がドナーだったから人気があったと当事者への取材で聞いたことがあります。

先生　いいものをっていうけど、じゃあ、何をもっていいというのでしょうか。たとえば身長が高い人のほうが「いい」っていったら、それを集めるのはむずかしくないですよ。でも、そこで何かを捨てるわけですよね。全部がよくなるわけじゃない。たとえば、目が上を向いている金魚をつくろうとして、交配を工夫すればだんだん上を向いてる金魚はできるかもしれないけど、色は綺麗じゃないとかもある。人間だともっとむずかしいんじゃないですかね。逆に、何をもって悪いとするか、よく考えてほしいと思います。むずかしい問いかけですよ。

――技術的にはいつかクリアできる日がくるかもしれませんが、私たちがそれを選ぶかどうかですね。

先生　ぼくはあんまり変わらないほうがいいと思うなあ。人はセックスをして、子どもができて、あまりいろいろ悩まずに産んでいくんじゃないですかね。

――新しい技術の情報や知識を得ることも大事ですけれど、それ以上に、こんなにすばらしいことが胎児に起こってるんだ、胎児はこんなにがんばって生まれようとしているんだっていうことをこの本で知っていただくことで、遠回りかもしれませんけど、やっぱり命ってすごいんだ、大切にしよう、という方向になればいいなあと思ってますね。

先生　いやあ、それいいですよねぇ。

――そういうふうに受け止めてほしい。

先生　プラスで受け止めてほしいですよね。

――そういえば、「楽しくてためになる、〝役に立たない〟本にしましょう」ということが最初のコンセプトでしたね。

先生　そうそう、勉強にならない本、ははは。

――あともう一つ、男の人にも勇気をもっていただく本。

先生　お父さんの役割って、すご～く大事じゃないかなと思うんですね。ほとんど語られてないですよ、お父さんのことって。産婦人科の先生も語らないし、まず、わかってないし。小児科の先生も、なんか捨てたようないい方をするんですね、男親はいらんのよって。子どもが八歳か九歳になって初めて登場して、「山登り一緒に行くぞ！」くらいのことをいえばいいんだ、みたいな。

――ははは！　お父さんも俄然、元気になっていただけると思います。増﨑先生は二〇一八年三月に産婦人科医を卒業なさいました。現役最後の年にこんな本をつくることができて本当によかったです。

おわりに

薄明かり。
目がさめる。
呼吸をしていない。
部屋は水でいっぱい。
そこは完全な密室だった。
一度も空気に触れたことがない。
食べものはないから水ばかり飲んでいる。
どうやらわたしは水中生活者のようである。
ドッコンドッコンと太鼓のような大きな音が鳴っていた。
ときどき目を開くと自分以外に人は見えなかった。

おへそから長いひものようなものが出ている。
頭の中も胸も腹も身体はすべて水びたし。
一時間に一度はおしっこをしていた。
おしっこはしてもうんちはしない。
身長は5センチしかなかった。
耳は聞こえるが声は出ない。
泣き顔や笑い顔ができる。
父と母をつないでいた。
肺はしぼんでいる。
眠りにつく。

この本にあるのは、そういう、みなさん自身のものがたりです。

さて、みなさんが手にされたこの本は胎児についての対談です。わたしの講演を聞いた最相さんが企画してくれました。打ち合わせで、三木成夫先生の『胎児の世界』が話題になりました。一九八三年に上梓された本ですが、胎児に関する一般書としては、今でもほとんど唯一のものです。三木先生の時代、揺籃期の超音波検査はありましたが、胎児像はまだ不鮮明で、胎児の表情など望むべくもありません。ましてや母と子の成り立ちをDNAを介して解析することなど夢の中の時代でした。わたしたちの『胎児のはなし』は、その後に発達した超音波検査と最新のDNA解析を用いて、現代版の胎児を描きだしています。そこに展開する世界は、必ずやみなさんを魅了するにちがいありません。

三木先生は「あとがき」に「母胎の世界は見てはならぬものであり、永遠の神秘のかなたにそっとしまっておこう」と書いています。四十年間を胎児の研究者として過ごしてきたわたしにも、同じ思いがあります。子宮の中は、宇宙や深海のように、いつまでも神秘の世界であってほしいのです。残念なことに、というか、わたしには嬉しいことに、胎児の研究はそれほど急速に進んでいるわけではありません。おそらく今後も長く、胎児は未知なるものであり続けることでしょう。わたしはそう信じています。

最後になりますが、最相葉月氏とのインタビューに何度もお付き合いくださり、常に応援を届けてくださったミシマ社の三島邦弘社長と、編集担当の野崎敬乃さんに深く感謝申し上げます。

二〇一八年十二月二十四日　先生・増﨑英明

増崎英明　ますざき・ひであき

1952年佐賀県伊万里市生まれ。1977年長崎大学医学部卒。
1999年～2000年にロンドン大学へ留学。2006年より長崎大学医学部産婦人科教授。
2014年より長崎大学理事・病院長。日本産科婦人科学会理事、日本人類遺伝学会理事、
日本生殖医学会理事、日本産科婦人科内視鏡学会常務理事、日本産科婦人科遺伝診療学会
理事長などを歴任、産婦人科の世界をリードしてきた。著書に『密室』『密室Ⅱ』（以上、木星舎）、
『動画で学べる産科超音波』（メディカ出版）など。2018年長崎大学名誉教授に就任。

最相葉月　さいしょう・はづき

1963年生まれ。兵庫県神戸市出身。関西学院大学法学部卒業。

科学技術と人間の関係性、精神医療などを取材。著書に、『絶対音感』

『星新一 一〇〇一話をつくった人』『セラピスト』（以上、新潮文庫）、『青いバラ』（岩波現代文庫）、

『ナグネ 中国朝鮮族の友と日本』（岩波新書）、『れるられる』（岩波書店）、

『理系という生き方 東工大講義 生涯を賭けるテーマをいかに選ぶか』（ポプラ新書）、

『未来への周遊券』（瀬名秀明との共著）、『辛口サイショーの人生案内』（以上、ミシマ社）など。

胎《たい》児《じ》のはなし

2019年2月4日　初版第1刷発行
2019年5月12日　初版第6刷発行

著　　者　最相《さいしょう》葉《は》月《づき》・増崎英明《ますざきひであき》

発 行 者　三島邦弘
発 行 所　(株)ミシマ社
郵便番号　152-0035
東京都目黒区自由が丘2-6-13
電　話　03(3724)5616
ＦＡＸ　03(3724)5618
e-mail　hatena@mishimasha.com
ＵＲＬ　http://www.mishimasha.com
振　替　00160-1-372976
装　　丁　寄藤文平＋吉田考宏(文平銀座)
印刷・製本　(株)シナノ
組　　版　(有)エヴリ・シンク

 ISBN 978-4-909394-17-0